儿童青少年近视防控丛书

儿童青少年篇

毕宏生◎主编

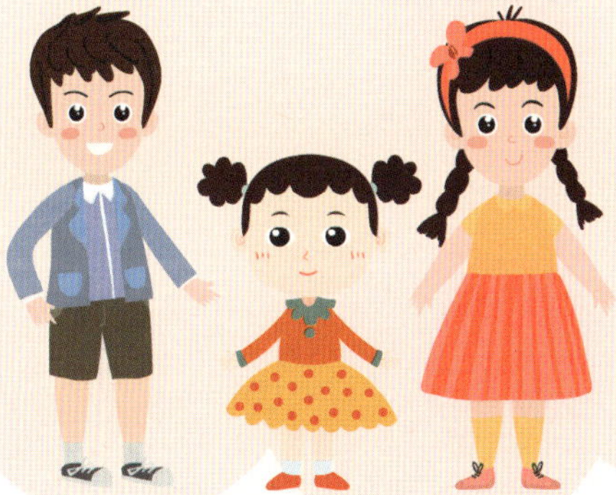

人民卫生出版社
·北京·

图书在版编目（CIP）数据

儿童青少年近视防控丛书．儿童青少年篇 / 毕宏生主编．—北京：人民卫生出版社，2021.6
ISBN 978-7-117-31702-3

Ⅰ．①儿… Ⅱ．①毕… Ⅲ．①儿童－近视－防治－中国 ②青少年－近视－防治－中国 Ⅳ．①R778.1

中国版本图书馆CIP数据核字（2021）第104254号

人卫智网	www.ipmph.com	医学教育、学术、考试、健康，购书智慧智能综合服务平台
人卫官网	www.pmph.com	人卫官方资讯发布平台

儿童青少年近视防控丛书：儿童青少年篇
Ertong Qingshaonian Jinshi Fangkong Congshu：
Ertong Qingshaonianpian

主　　编：毕宏生
出版发行：人民卫生出版社（中继线 010-59780011）
地　　址：北京市朝阳区潘家园南里 19 号
邮　　编：100021
E - mail：pmph @ pmph.com
购书热线：010-59787592　010-59787584　010-65264830
印　　刷：北京顶佳世纪印刷有限公司
经　　销：新华书店
开　　本：889 × 1194　1/32　　印张：3
字　　数：53 千字
版　　次：2021 年 6 月第 1 版
印　　次：2021 年 9 月第 1 次印刷
标准书号：ISBN 978-7-117-31702-3
定　　价：30.00 元

丛书编委会

儿童青少年篇
编委会

主　编　　毕宏生

副主编　　孙　伟　吕太亮　胡媛媛

编　委　　（以姓氏笔画为序）

丁美华　王艺蓉　孙志毅

朱丽苇　李丽丽　韩京特

丛书前言

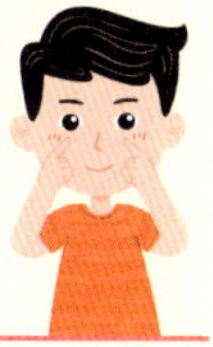

近视是指光线经过眼的屈光系统折射之后在视网膜前聚焦，是导致远视力下降的眼病，是环境和遗传因素共同作用的结果，不良用眼环境和行为习惯是其发病的主要原因。世界卫生组织调查结果显示，2020 年全球近视人口比例已达 34.0%。我国的情况更加严峻，据国家卫生健康委员会统计，2018 年全国儿童青少年近视率已达 53.6%，且呈现低龄化、高发和增长速度加快的严峻趋势。近视不仅会影响孩子们的学习和生活，而且一旦发展为高度近视，发生继发性青光眼、视网膜脱离等致盲性眼病的可能性就会大大增加，严重危害身心健康。儿童青少年近视已成为我国乃至全球的重大公共卫生问题，引起了社会各界的广泛关注。习近平总书记对儿童青少年视力健康工作作出重要指示，强调“全社会都要行动起来，共同呵护好孩子的眼睛，让他们拥有一个光明的未来”。

儿童青少年近视是与多因素相关、多基因遗传、不可逆转的眼视光疾病，应当采用“以防为主，防控结合”的指导方针，由政府主导，专家指导，医-教-防三方协同，学校、医疗卫生机构、家长和学生等多方共同参与防控。本套丛书专为政府主管部门、学校、医疗卫生机构、家长和学生等近视防控工作的关键参与方而编写，共分为《政务管理篇》《医疗卫生篇》《家长篇》《学校篇》和《儿童青少年篇》。

《政务管理篇》主要收录了国家和地方各级主管部门下发的关于近视防控工作的相关文件和方案（书中保留原文件内容），旨在让社会各界更系统、全面地了解我国的相关政策方针，为有力推进儿童青少年近视防控工作提供指导和支持。

《儿童青少年篇》《学校篇》和《家长篇》分别针对学生、学校工作人员和家长，通过简明易懂的文字和图片将晦涩的专业术语和理论通俗化、形象化、科普化，力求使非专业人士也能够轻松掌握儿童青少年近视防控的相关知识。

《医疗卫生篇》主要阐述了国内外儿童青少年近视研究新进展和临床诊疗技术规范，指导专业技术人员和校医规范开展近视防控工作。

加强科普宣传教育是近视防控工作的关键一环，是提升学生卫生健康素养的重要途径，也是促进学校卫生工作的基础性工程。只有家庭、学校、社会等各方真正理解近视防控的重要性，充分了解爱眼护眼知识，帮助孩子们形成良好的用眼行为习惯，才能发挥近视防控措施的最大效果，保障孩子们的身心健康和综合素质全面发展，这也是健康教育最深远的目标。

本书的编写和出版得到了教育部、国家卫生健康委员会、人民卫生出版社、多位著名眼科与视光学专家的悉心指导和大力支持，在此深表感谢！由于编写时间紧张、编写人员经验和水平有限，内容可能存在一定的不足之处，恳请各位读者和同仁多提宝贵意见和建议。希望本书的出版，能够促进我国儿童青少年近视防控工作的开展，为“实施健康中国战略”贡献力量。

毕宏生

2021 年 5 月

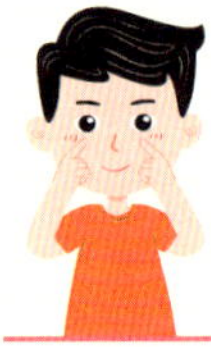

儿童青少年篇 前言

儿童青少年是祖国的未来、民族的希望，拥有健康的身心是他们为实现中华民族伟大复兴而拼搏奋斗的重要保障。但是，近些年来我国中小学生的近视患病率居高不下，眼健康问题已成为孩子们实现梦想的障碍。

近视不仅会因视力下降而影响学习和生活，还可能导致多种致盲性眼病的发生，造成不可挽回的严重后果。但是，近视又是可防、可控的，这就需要孩子们了解相关知识和方法，并且严格遵照执行。

本书主要从眼球的结构、儿童视觉发育、近视的成因、预防和控制措施等方面详细阐述了儿童青少年近视防控的理论和方法；尽可能使用浅显、生动、通俗易懂的语言对各种眼健康问题进行了解答。为了能让儿童青少年更加形象地了解近视防控知识，文中还配有大量直观、简洁的插图，使全文更具趣味性和可读性。

希望孩子们通过对本书的学习，能够更加认识到爱护眼睛的重要性，充分了解爱眼护眼的知识，形成良好的用眼行为习惯，让正常的眼睛不发生近视，让已经近视的眼睛不再进一步发展，用自己明亮的眼睛迎接更加光明的未来。

毕宏生

2021 年 5 月

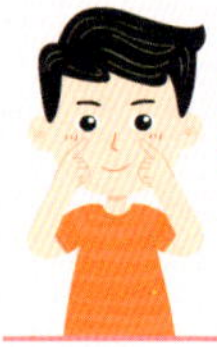

目录

第一部分　了解你的眼睛

第二部分　关于近视

第三部分　预防近视的关键词

第四部分　近视的检查和矫治

第五部分　视觉与学习

第六部分　近视小问答

第一部分

了解你的眼睛

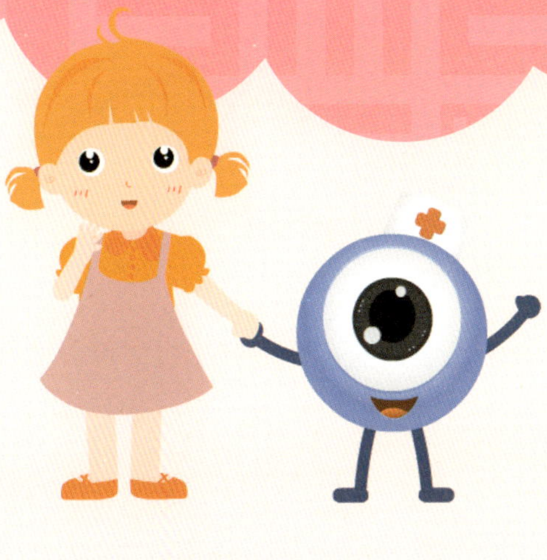

认识眼睛的结构

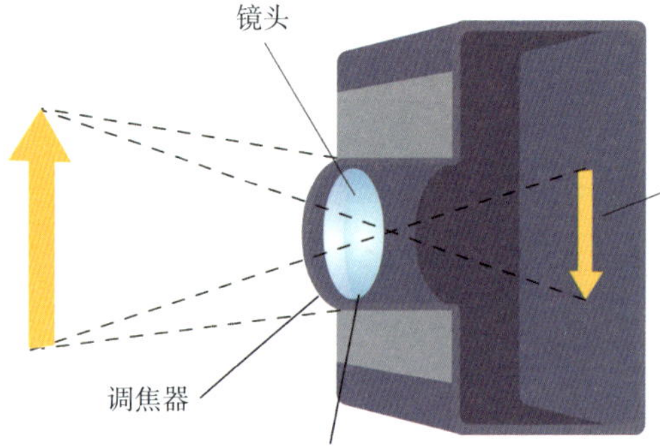

照相机的结构

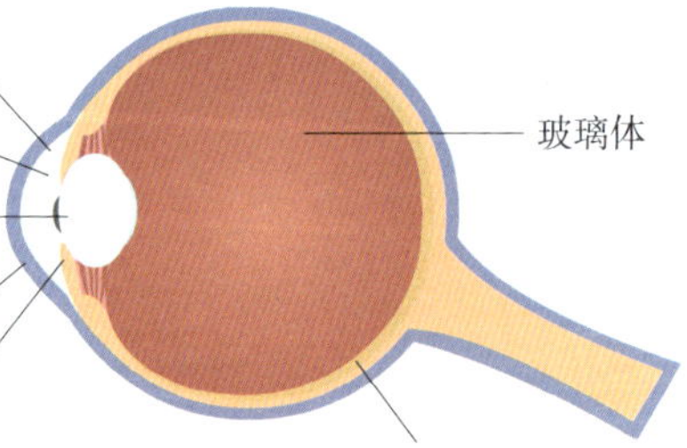

眼睛的结构

眼睛是一个光学系统，类似照相机，可以使所见的物体成像，形成视觉。与视觉形成有关的眼睛结构主要由角膜、前房、虹膜、瞳孔、晶状体、玻璃体和视网膜组成。

1. 角膜　位于眼球最前面的透明结构，相当于照相机的镜头。当角膜出现病变导致不透明或屈光度出现变化时，光线就不能很好地透过角膜在视网膜上成像，从而影响人眼的视力。

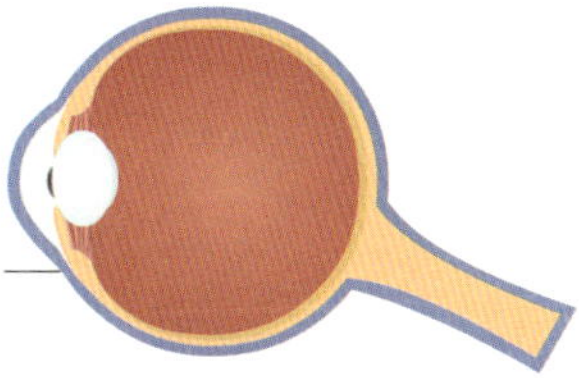

2. 虹膜和瞳孔　虹膜的开口为瞳孔。瞳孔相当于照相机的光圈。当光线强时，瞳孔会缩小；当光线暗时，瞳孔会扩大。

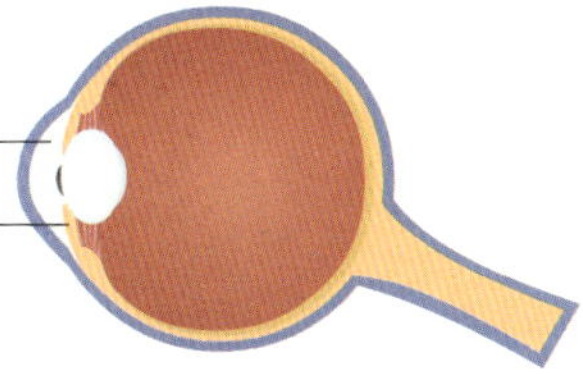

3. 晶状体　为双凸圆盘状的透明结构，相当于照相机的调焦器，有调节焦距的作用。

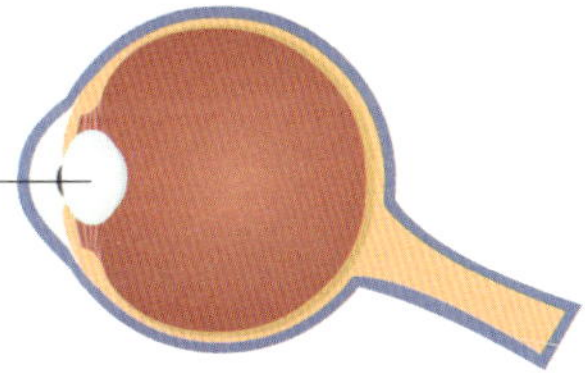

4. 视网膜　相当于照相机的底片，有感光的作用。

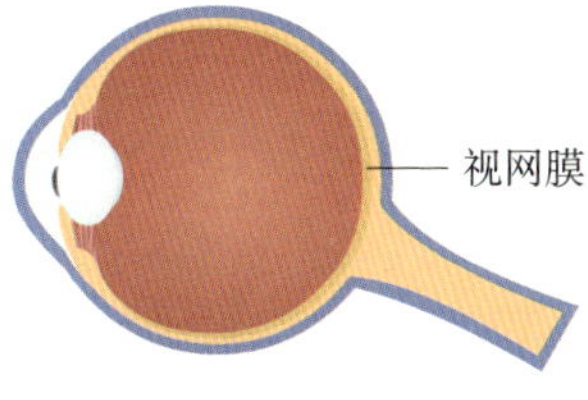

眼睛的成像原理

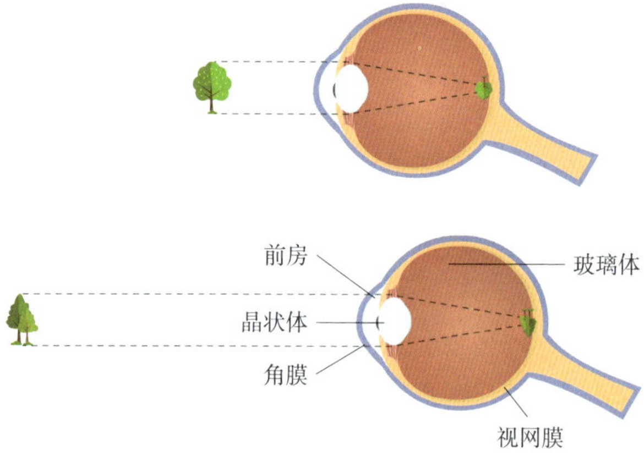

人眼的视觉形成过程

正常人眼在看远处物体时，光线通过角膜、前房、晶状体和玻璃体等透明的屈光系统后会在视网膜上聚焦，再由视神经传到大脑，形成清晰视觉。

当眼睛从看远处物体转到看近处物体的时候，通过眼睛的调节功能，仍然可以看清近处的物体。眼睛的这种调节是靠晶状体的调焦来完成的。通俗来讲，眼睛的晶状体相当于照相机的调焦器，当看远处的物体时，晶状体变平，当看近处的物体时，晶状体会变凸。通过晶状体的调焦作用，人眼可以看清由远到近不同距离的物体。

儿童视觉发育规律

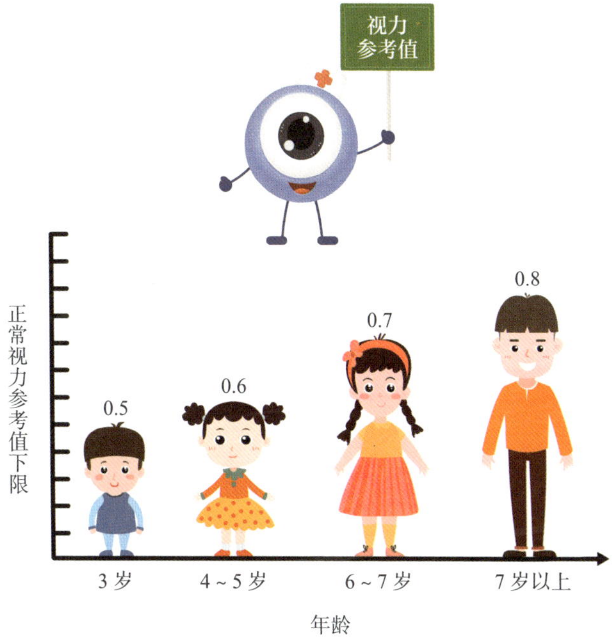

不同年龄儿童的正常视力

我国不同年龄儿童正常视力参考值下限：3 岁儿童正常视力参考值下限为 0.5，4 ~ 5 岁为 0.6，6 ~ 7 岁为 0.7，7 岁以上为 0.8。如果低于正常视力参考值下限或者两眼的矫正视力相差两行或更多，则儿童视力发育异常。

儿童眼球屈光发育正视化过程

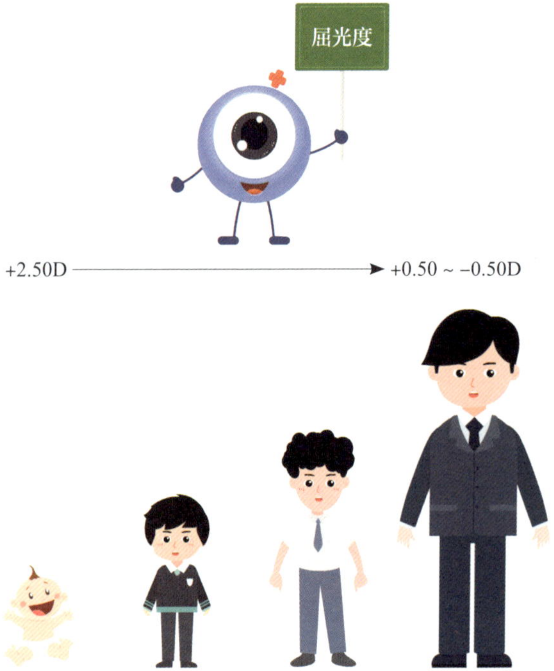

正常情况下，新生儿出生时为远视眼，屈光度数大约为远视 +2.50D（即 250 度）。但随着年龄的增长和眼球的发育，远视度数逐渐减小，直至屈光度达到正视状态（屈光度为 +0.50 ~ −0.50D），这一变化过程为屈光发育“正视化”过程。

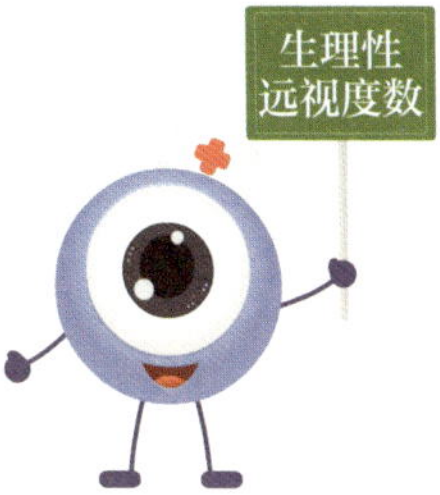

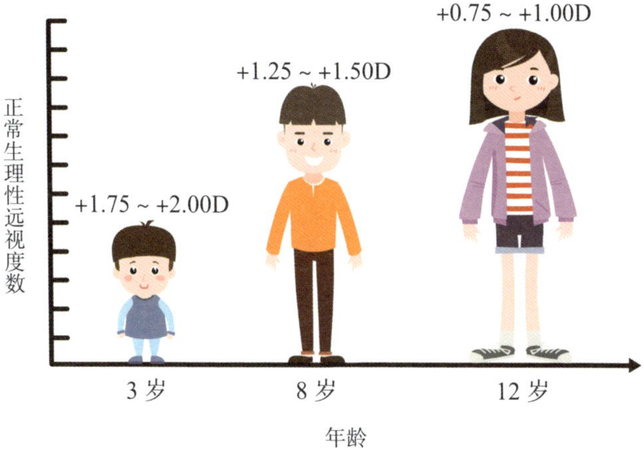

一般情况下，不同年龄正常儿童生理性远视度数：3 岁儿童远视度数为 +1.75 ~ +2.00D；8 岁儿童远视度数为 +1.25 ~ +1.50D；12 岁儿童远视度数为 +0.75 ~ +1.00D。远视度数过高或过低，都会影响儿童视觉功能。研究发现，如果 6 岁儿童远视度数低于 +0.75D，将来发生近视的概率会增高。

因此，了解儿童青少年的远视状态和眼球的发育情况，建立视觉发育档案对于近视的预防非常重要。

青少年视觉发育走势图

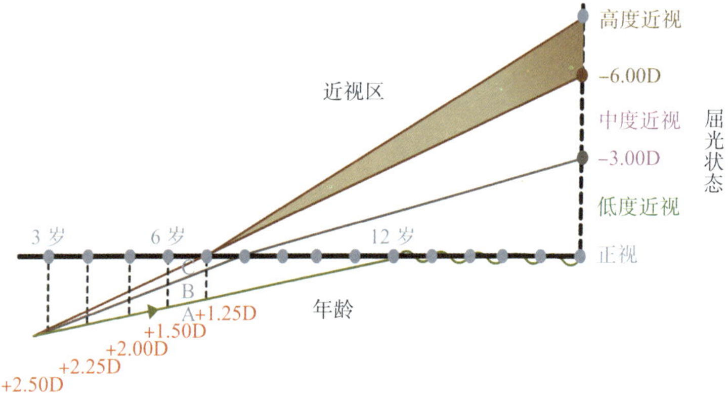

A线——理想走势：12岁前为远视，12岁后在视界线上下呈现波动，18岁时基本为正视表现。

B线——欠佳走势：12岁前就产生了近视，以后每学年眼屈光度走势递增0.5D以下；18岁时为低度近视。

C线——警告走势：8岁前就产生了近视，以后每学年眼屈光度递增0.75D以上，18岁时成为中、高度近视。

视力

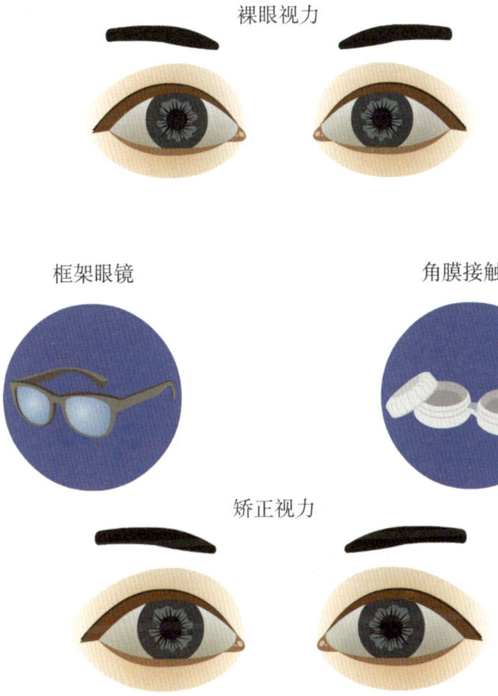

视力，也叫视敏度，即眼睛分辨物体细微结构的最大能力。视力包括裸眼视力和矫正视力。裸眼视力是指没有通过光学镜片矫正所具有的视力。矫正视力指通过各种光学方法（框架眼镜、角膜接触镜等）矫正后所能达到的视力。

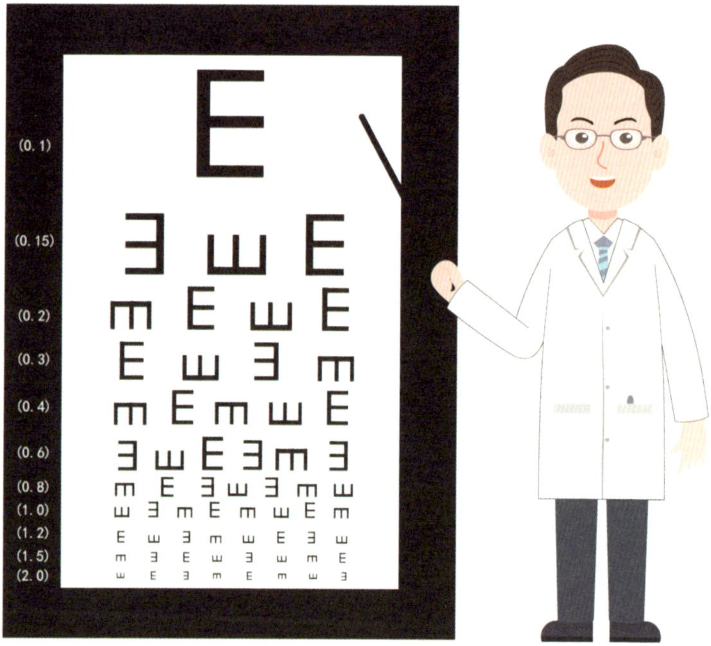

我国视力检查常使用的视力表有小数视力表和标准对数视力表两种。目前医院通用的视力表为标准对数视力表。视力表视标常用“E”字视标，不能配合检查的幼儿可以选择图形视标的儿童视力表。

色觉

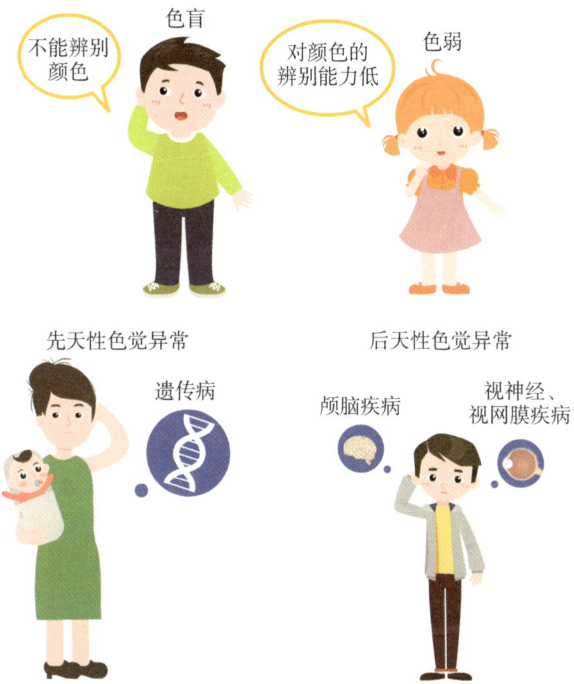

色觉即颜色视觉，是指人眼分辨颜色的能力。色觉异常按严重程度分为色盲和色弱。色盲是指不能辨别颜色，色弱是指对颜色的辨别能力降低。

色觉异常又可分为先天性和后天性。先天性色觉异常多是遗传病；而后天性色觉异常多由视神经、视网膜疾病，颅脑疾病等造成。

正视

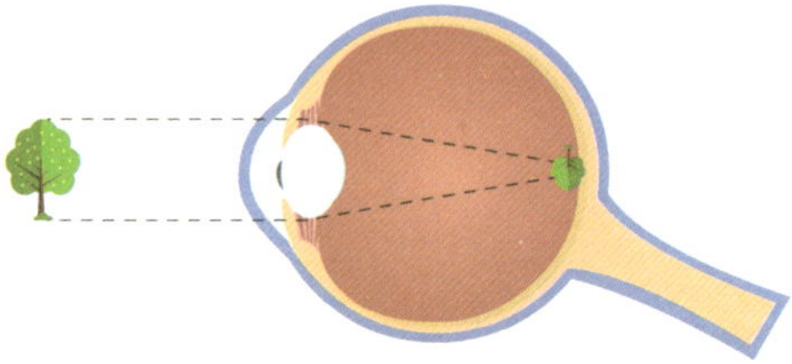

调节放松状态下

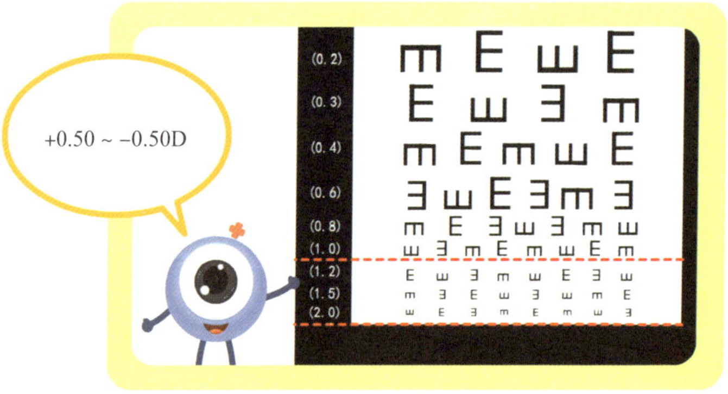

正视眼的视力正常

正视眼在调节放松状态下，光线经眼屈光系统后聚焦在视网膜上，将清晰的像投射在视网膜上。正视眼的视力正常，为 1.0 或 1.0 以上。验光检查：屈光度为 +0.50 ~ −0.50D。

近视

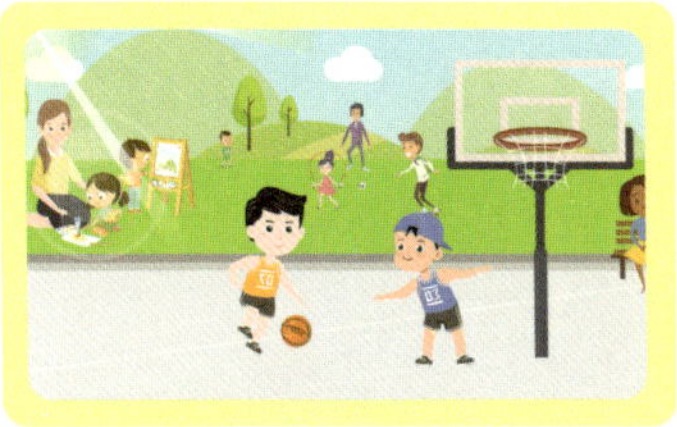

户外活动少

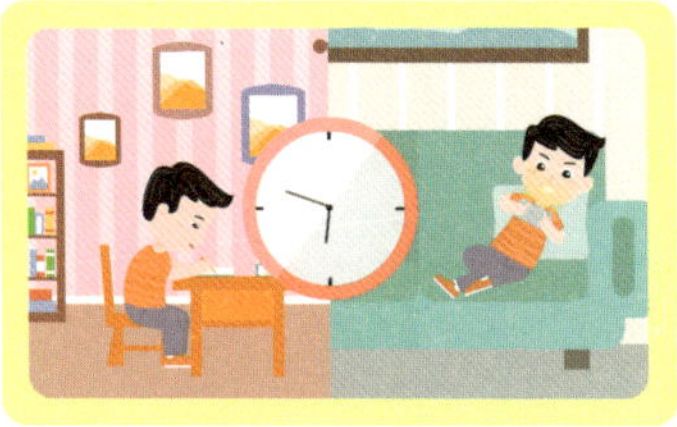

近距离用眼过多

近视是由于眼轴过长或眼屈光力过强，在调节静止状态下，平行光线经眼屈光系统后聚焦在视网膜之前的一种屈光状态。

儿童青少年近视的发生多由于户外活动少和近距离用眼过多等环境因素造成眼轴过度延长。眼轴变长之后，看远处物体时，光线经过眼睛在视网膜之前成像，而视网膜上呈现模糊的物像，因此，儿童青少年近视发生后会出现视力下降或视物模糊等症状。由于眼轴变长是不可逆转的，所以真性近视一旦出现，将不能恢复。

假性近视

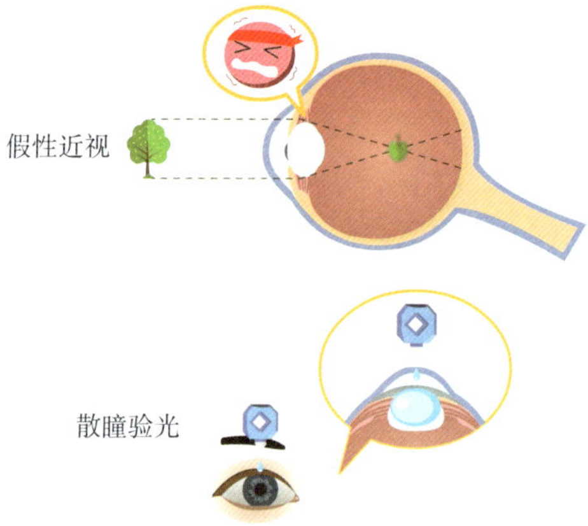

假性近视是由于调节痉挛、眼睛睫状肌过度紧张造成的暂时性的近视现象，用睫状肌麻痹药物（散瞳药）散瞳后检查，近视消失呈现为正视或远视。假性近视本质上不是近视眼，主要是由近距离用眼过度、调节痉挛引起的暂时性屈光状态改变，在看远时产生和近视眼同样的视物不清的症状，眼睛休息或者应用药物等治疗后，假性近视可以完全恢复。

近视包括真性近视和假性近视。真性近视本质上是眼轴变长造成的，而假性近视是眼内睫状肌痉挛造成的，眼轴没有变长。鉴别真性近视和假性近视最简单可靠的办法就是散瞳验光。

远视

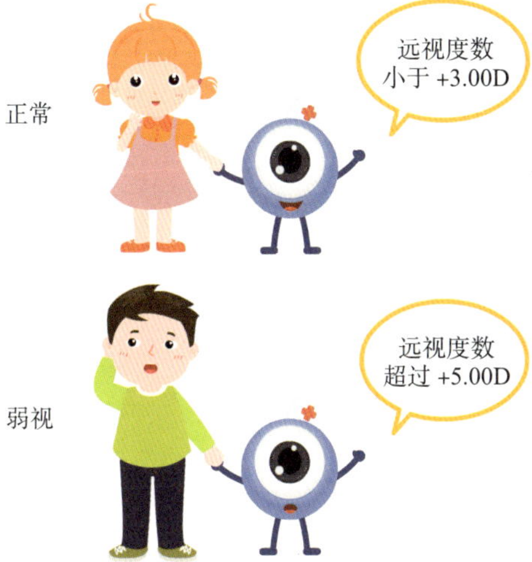
正常
远视度数
小于 +3.00D
弱视
远视度数
超过 +5.00D

远视是在调节静止状态下，平行光线经眼屈光系统后聚焦在视网膜之后的一种屈光状态，多由眼轴过短或眼屈光力过小造成。远视眼在看远时远处物体发出的光线经过眼睛在视网膜后方成像，看近处物体时，物像更远离视网膜。因此，远视眼的症状为看远不清楚，看近更不清楚。度数较低的远视，看远时可以通过眼睛晶状体的调节作用使物像重新聚焦在视网膜上，因此不影响远视力。

正常儿童的屈光状态应为远视，远视度数多小于 300 度（+3.00D），称为生理性远视。儿童远视度数过高，超过 500 度（+5.00D）的远视，将影响视觉发育，导致“弱视”的发生。

散光

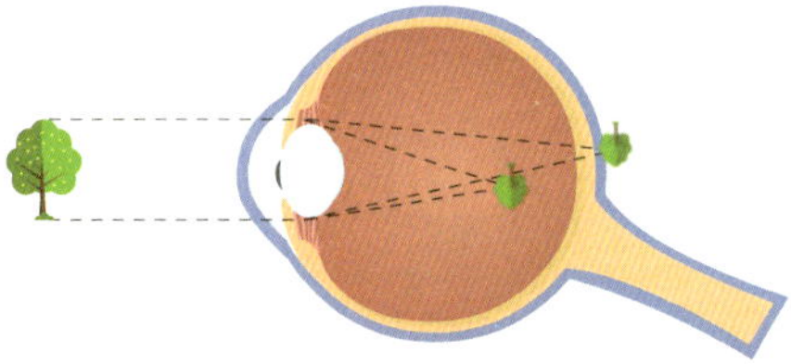

平行光通过眼球折射后所成的像并非一个焦点，而是在空间不同位置形成两条焦线，这种屈光状态称为散光。

通俗来讲，没有散光的人，眼球表面（如角膜）弧度在各个方向上都是相等的，这样光线通过之后才会形成一个焦点。而有散光的人，眼球表面（如角膜）弧度在各个方向上不相等，可能在一个方向上弧度会比较平，另一个方向上弧度会比较陡，就类似橄榄球的表面。当散光眼看远处物体的时候，光线通过眼睛就不能形成焦点，因此，散光眼也会出现视物模糊和视力下降等症状。

大多数儿童散光为先天性，轻微的散光对视力没有影响，一般不需要矫正。高度散光主要来源于角膜曲率不对称发育，影响视物的清晰度。儿童中高度散光如果不进行屈光矫正，将会影响视觉发育导致弱视发生。

斜视

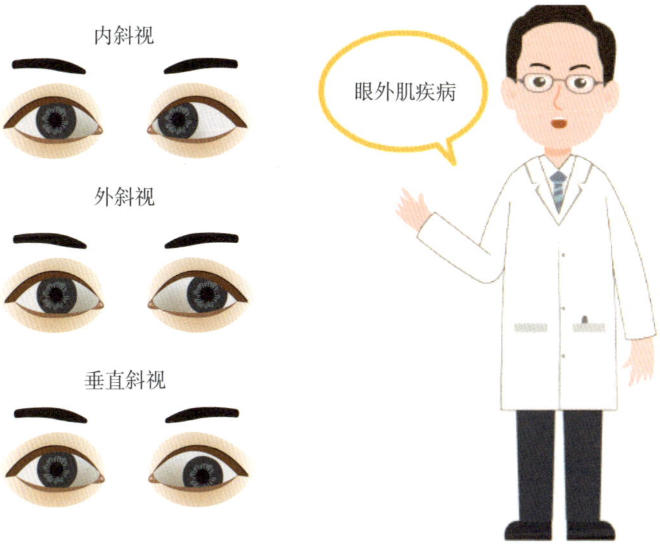

斜视是指双眼不能同时注视目标，表现为眼位的偏斜，属于眼外肌疾病。

根据眼球偏斜的方向分为水平斜视（内斜视和外斜视）、垂直斜视和旋转斜视。

正常眼看物体时，物像会落在双眼的视网膜中心凹处，双眼物像通过神经信号传递到大脑，经过处理后，形成一个物像。因此，正常眼看东西是看到一个物体。

儿童斜视发生后的影响

1. 斜视眼视物时，正常眼影像落在视网膜中心凹的位置，斜视眼影像落在视网膜中心凹以外的位置，因此斜视儿童会有复视的症状，通俗来讲就是出现两个像，视物重影。

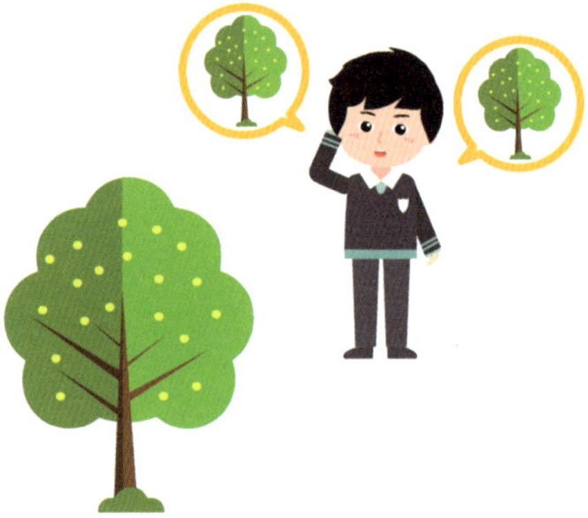

2. 儿童发育期间，有些斜视儿童一只眼的影像受到抑制，丧失双眼单视功能和立体感，有些还会导致视力发育不良，引起弱视。

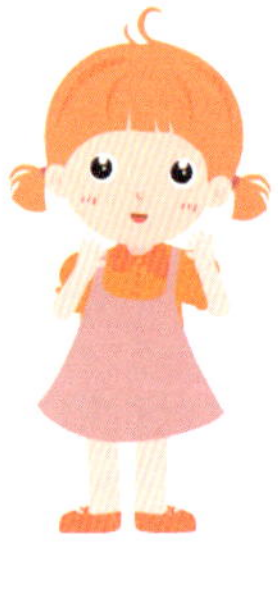

弱视

什么是弱视

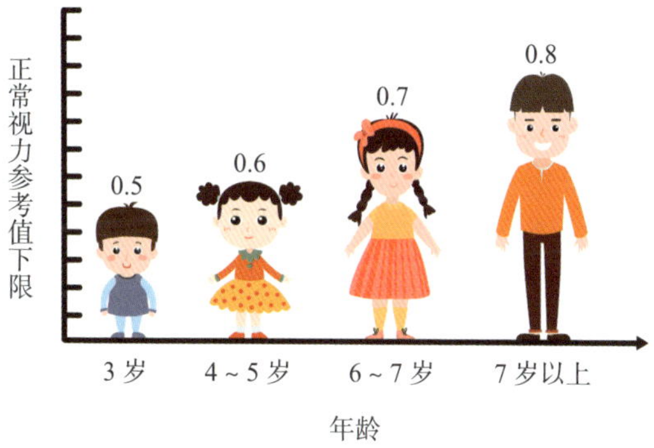

不同年龄儿童正常视力下限

视觉发育期由于单眼斜视、未矫正的屈光参差、高度屈光不正以及形觉剥夺引起的单眼或双眼最佳矫正视力低于相应年龄的正常视力，眼部检查无器质性病变。

弱视的诊断

诊断弱视时要参考不同年龄儿童正常视力下限：3岁儿童正常视力参考值下限为0.5，4～5岁为0.6，6～7岁为0.7，7岁以上为0.8。双眼最佳矫正视力相差两行或更多，较差的一眼为弱视。如果幼儿视力低于同龄儿童正常视力下限，双眼视力相差两行或两行以上，同时又存在引起弱视的危险因素，即可诊断为弱视。

得了弱视怎么办

弱视属于功能异常。研究证实3～6岁为视觉发育关键期，早期治疗预后较好。

弱视的治疗

1. 消除形觉剥夺　先天性白内障或先天性完全性上睑下垂等形觉剥夺性弱视的患者，应首先进行手术治疗，消除形觉剥夺。

2. 屈光矫正　高度屈光不正（远视、近视或散光）或屈光参差者需要通过配镜矫正。

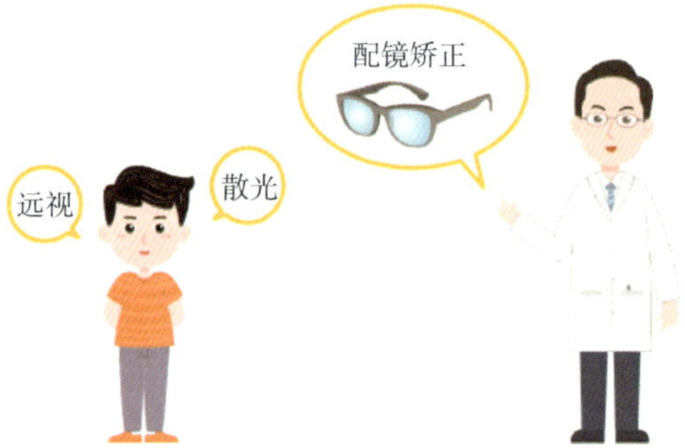

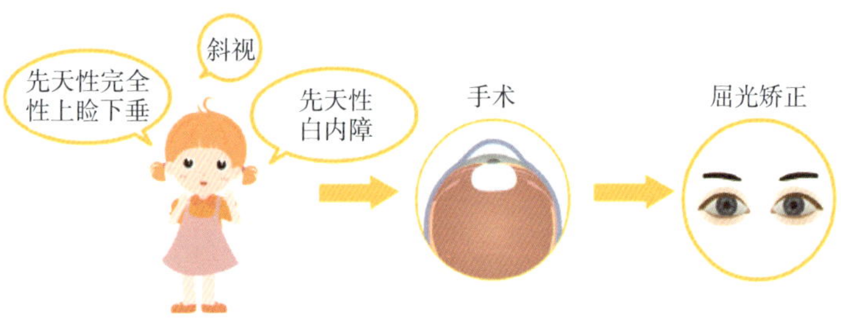

3. 遮盖疗法 常规遮盖治疗即遮盖视力较好的眼。一般双眼矫正视力相差超过两行以上需要对矫正视力较好的眼进行遮盖。

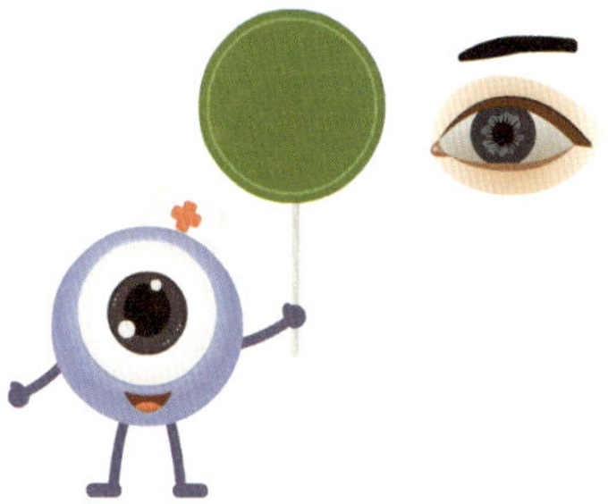

4. 弱视训练 在戴镜矫正和遮盖后进行弱视训练辅助治疗。常用方法：红色滤光片、光栅刺激疗法、精细目力训练、后像疗法、海丁格刷训练等。辅助弱视训练不仅能够缩短治疗时间，还可以改善视功能，防止弱视复发。

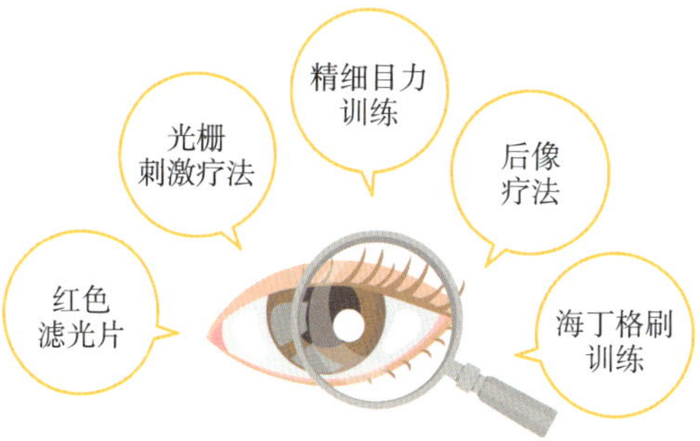

第二部分

关于近视

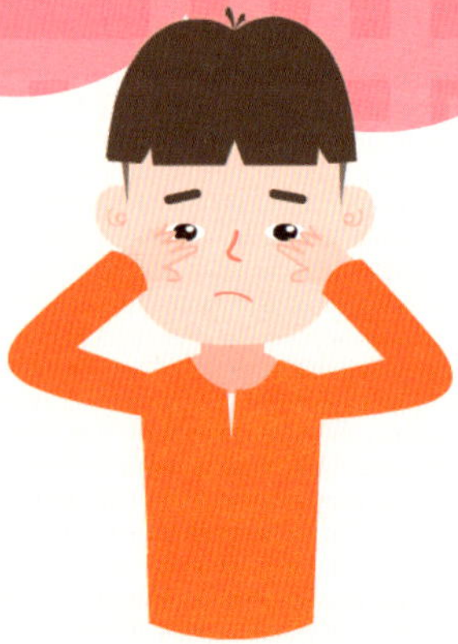

近视的早期表现

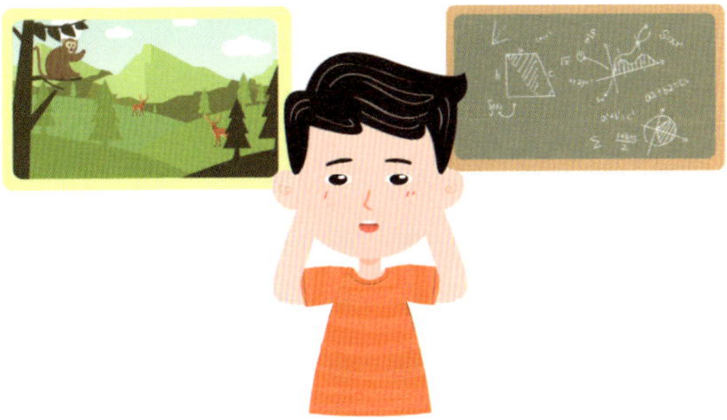

习惯性眯眼皱眉

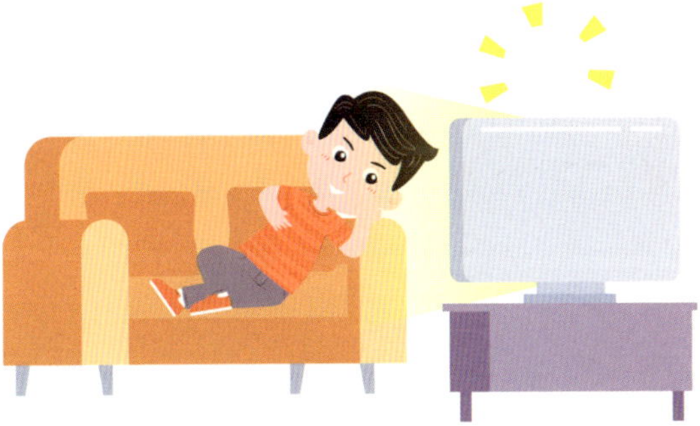

习惯歪头看电视

1. 看东西时习惯性眯眼皱眉　为了看清远处物体或黑板上的字体，常常出现习惯性眯眼皱眉动作，不然就觉得模糊不清。看电视时，习惯歪头看（以此通过针孔效果和裂隙作用增加景深提高视力）。

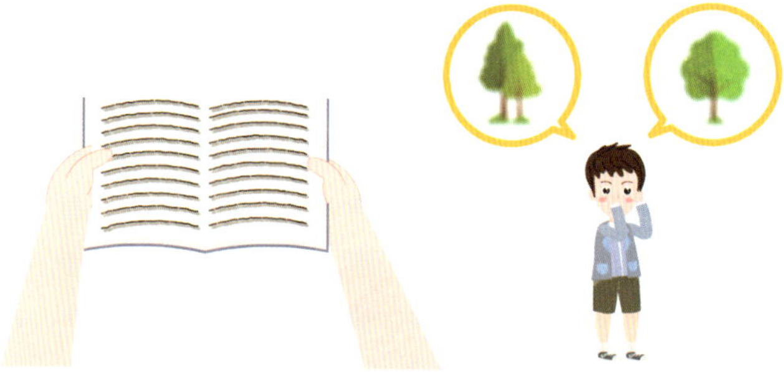

看书时感觉字迹有重影

2. 眼睛疲劳 早期近视眼的症状表现为看书时感觉字迹有重影、串行、浮动不稳，不能持久阅读。有些人在长时间看远后移向近处物体，或长时间看近后移向远处物体时，眼前会出现短暂的模糊不清，这是由于眼内睫状肌调节失灵所致。

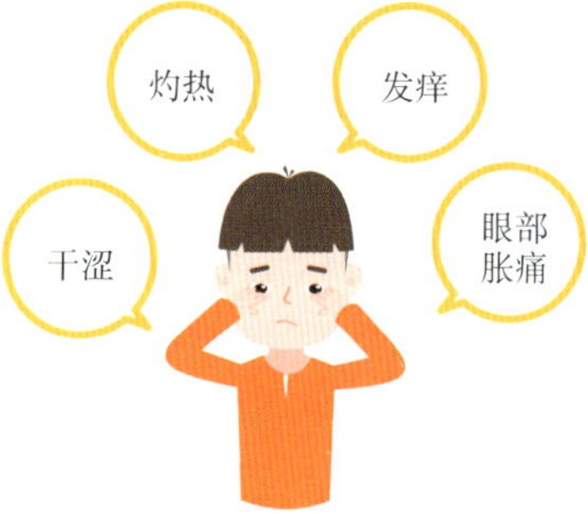

3. 其他症状 不少人还会伴有眼睛干涩、灼热、发痒及眼部胀痛。有的人胀痛可扩散到眼眶的深部，甚至引起偏头痛，乃至颈项、肩背等部位酸痛。

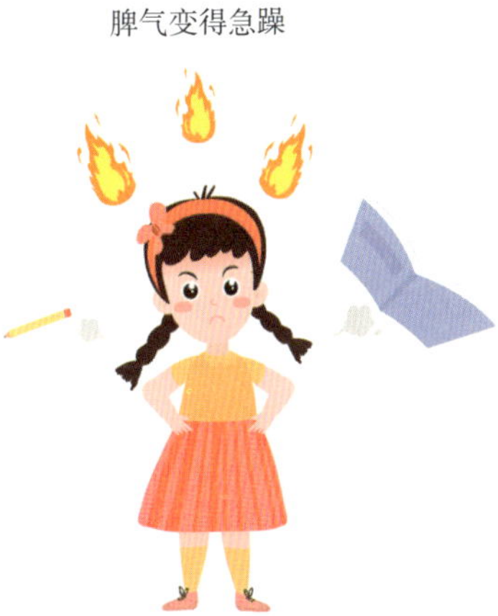

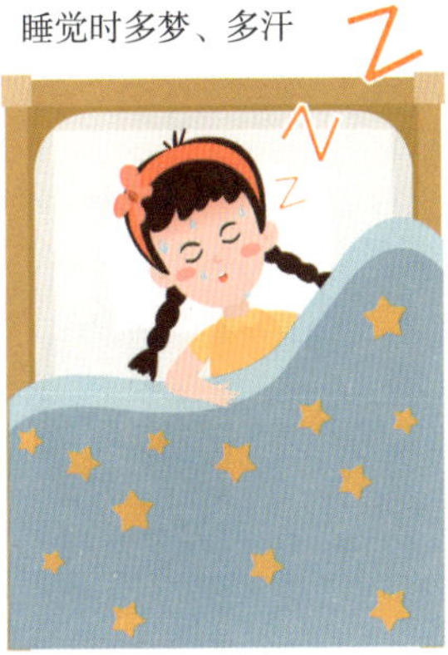

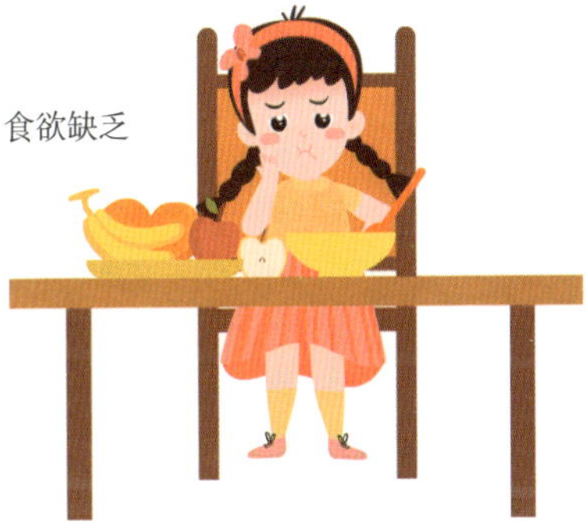

4. 影响学习、性格、睡眠等　原来成绩好的小朋友会对学习产生厌烦情绪，听课时注意力不够集中，反应也有些迟钝，看书、学习缺乏耐性，脾气变得急躁，对原来喜爱的东西也缺乏兴趣，学习成绩下降。晚上睡觉时会出现多梦、多汗的情况，身体容易倦怠，且有眩晕、食欲缺乏等症状。

近视形成的遗传因素

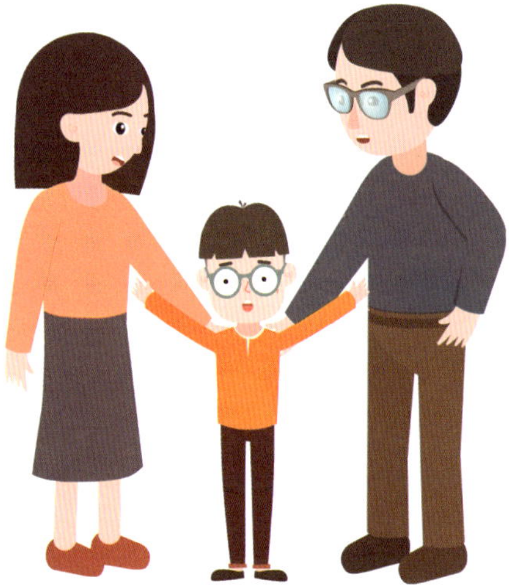

近视是有遗传倾向的，尤其是高度近视。与父母没有近视，但孩子发生近视的风险相比，如果父母一方近视，孩子近视的可能性会升高 2～3 倍；如果父母双方都近视，孩子近视的风险会升高 4 倍；如果父母双方都是高度近视，孩子近视的风险会更高。

近视形成的环境因素

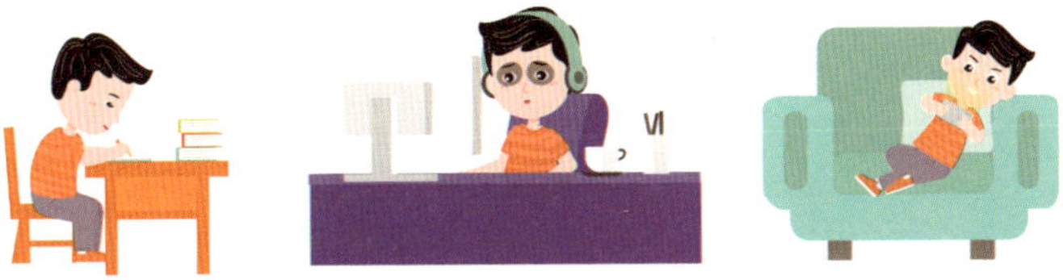

预防近视应避免长时间近距离用眼

1. 近距离用眼　近距离用眼是影响近视发生发展的重要危险因素，比如读书、写字、看电脑、玩手机、绘画、弹琴、围棋等。除了近距离工作的总量外，近距离工作持续时间（>45 分钟）、阅读距离（<20 厘米）等也是近视的危险因素。近距离用眼会导致睫状肌痉挛，晶状体不能恢复放松的状态，初期会形成假性近视，随后眼轴增长，形成无法治愈的真性近视。

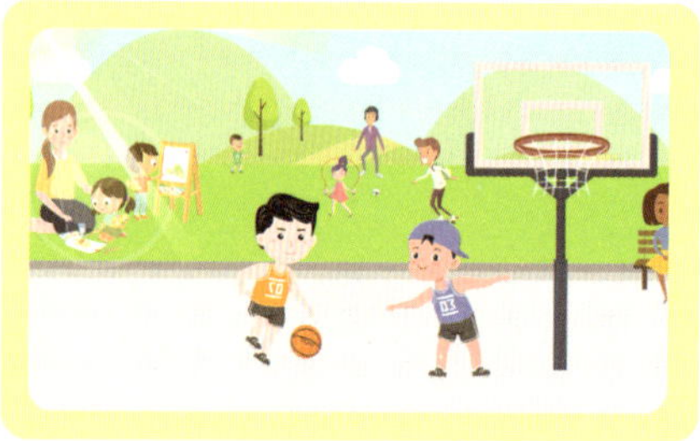

预防近视应保证每天2小时以上在阳光下进行户外活动

2. 缺乏户外活动　户外活动是预防近视的一种保护因素。因此，提倡在学龄前期如幼儿园时期就开始增加户外活动时间，鼓励孩子每天户外活动至少 2 小时。

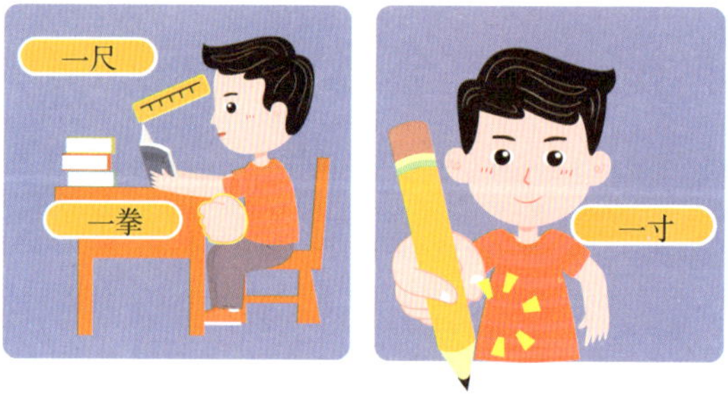

读书、写字应做到“一拳、一尺、一寸”

3. 不良的读写习惯　不良的读写习惯是近视的危险因素。应培养良好的读写习惯，做到“一拳一尺一寸”。胸部离书桌一拳（6 ~ 7 厘米），眼睛离书本一尺（33 厘米），握笔的指尖离笔尖一寸（3.3 厘米）。保持读写坐姿端正，不在行走、坐车或躺卧时阅读。

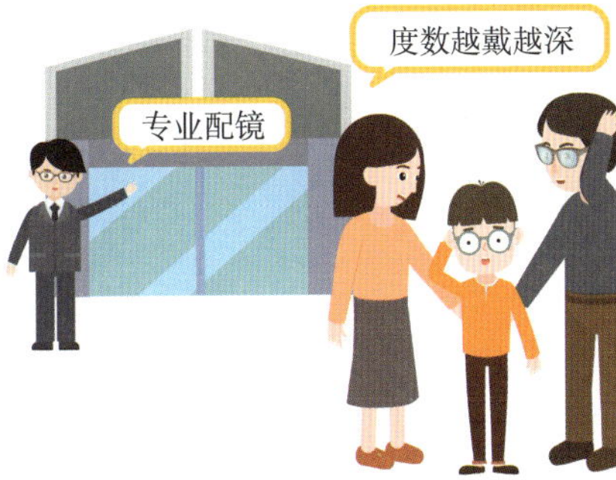

孩子视力下降后应去专业机构检查

4. 缺乏科学观念　家长获取的预防近视的信息不正确，可能形成错误的防近观念。孩子患了近视后很多家长不愿给孩子配镜，认为越戴度数越深，戴了就摘不下来了。视力保健机构夸大宣传，市场众多近视防治产品多无科学依据，以及不规范的防治均可能导致儿童近视加深。

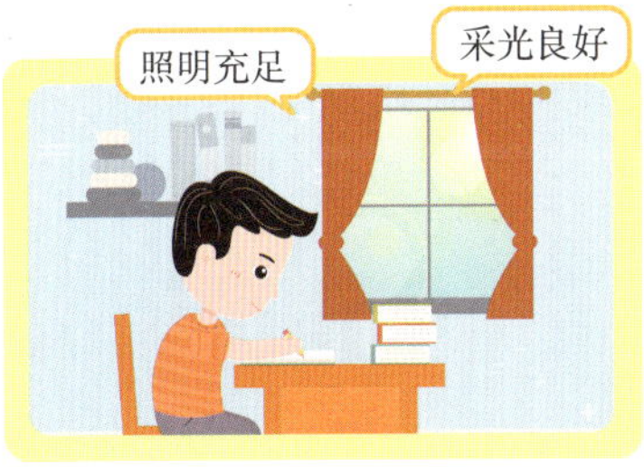

读书、写字应在采光良好、照明充足的环境下进行

5. 采光照明不充足　读写应在采光良好、照明充足的环境下进行，桌面的平均照度值不应低于 300 勒克斯（lx），并结合工作类别和阅读字体大小进行调整，以避免眩光和视疲劳等。

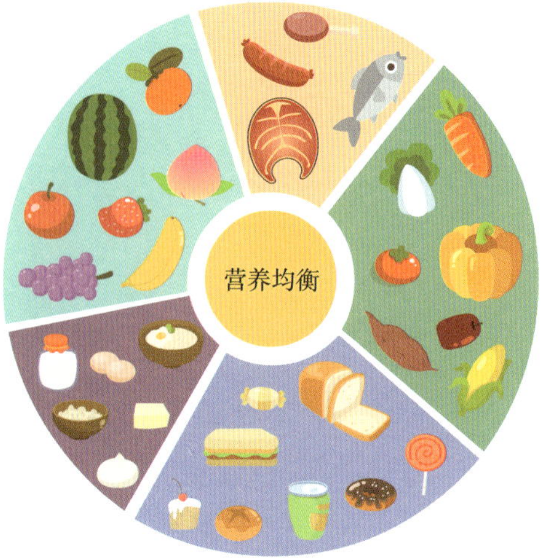

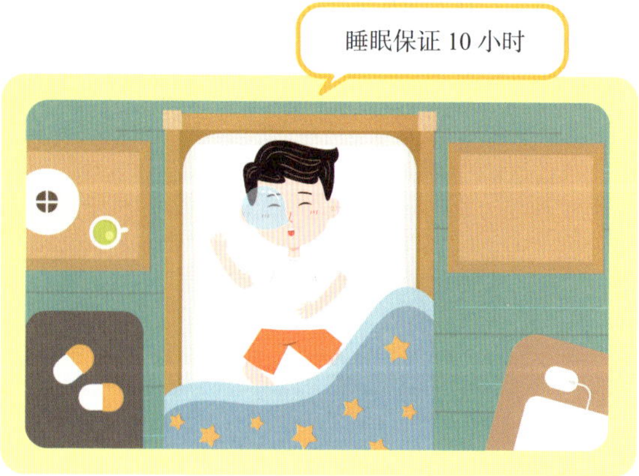

预防近视应保证营养均衡、睡眠充足

6. 其他　近视发生发展的其他环境因素还可能包括营养、睡眠时间、电子产品的使用等。

近视的分类

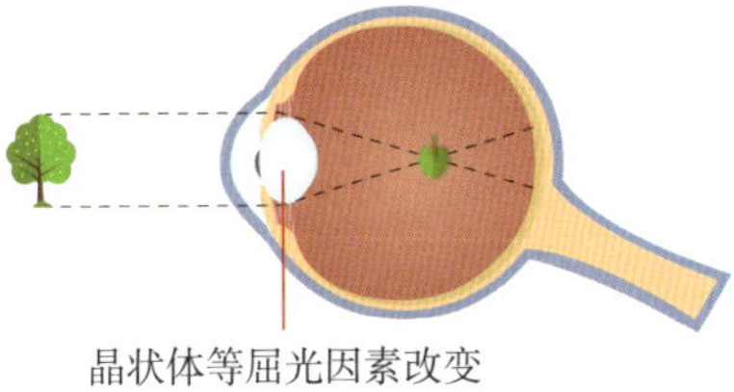

屈光性近视

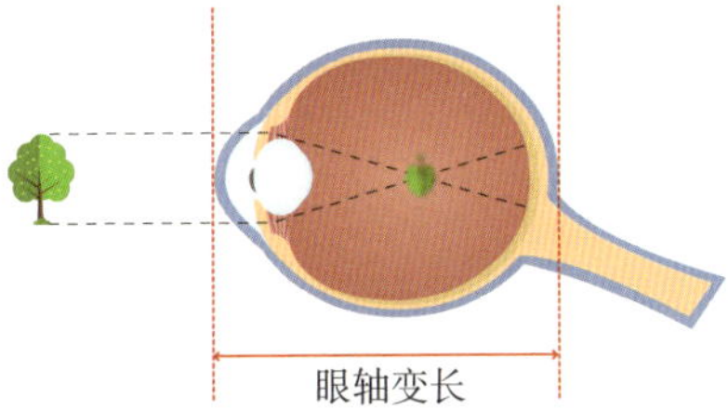

轴性近视

1. 按照近视的程度分类

（1）轻度：300 度和 300 度以内的近视。

（2）中度：300 ~ 600 度（包括 600 度）的近视。

（3）高度：600 度以上的近视。

2. 按屈光成分分类

（1）屈光性近视：眼轴基本在正常范围内，眼内屈光成分异常导致眼球屈光力增强，使平行光线聚焦在视网膜前。

（2）轴性近视：眼内各屈光成分基本正常，眼轴延长导致平行光线聚焦在视网膜前。

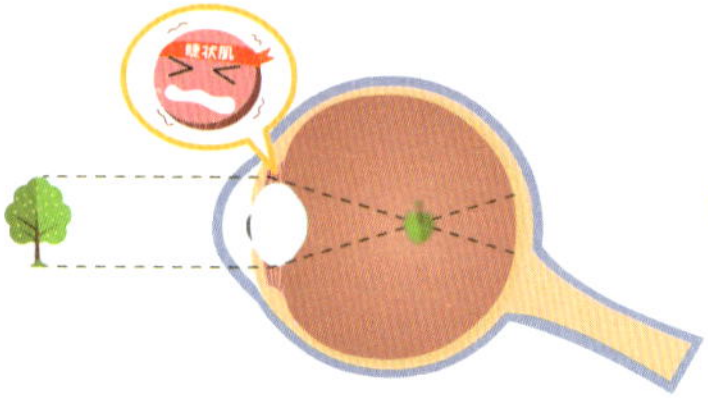

假性近视

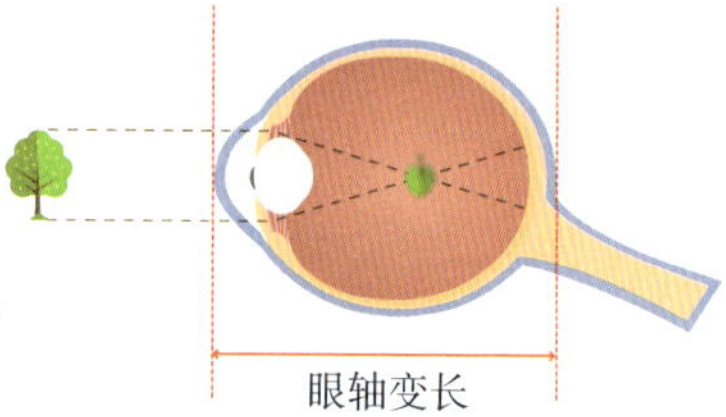

真性近视

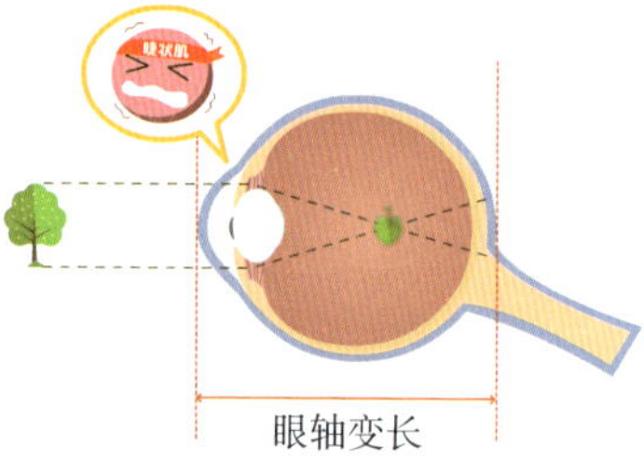

混合性近视

3. 按照是否有调节作用参与分类

（1）假性近视：亦称调节性近视，一般是由于持续性调节痉挛，晶状体调节过度，散瞳后近视的屈光度完全消失，表现为正视或远视的屈光状态。

（2）真性近视：也称轴性近视，眼轴的前后径延长，远处的光线入眼后成像于视网膜前。

（3）混合性近视：真假性近视同时存在的状态。散瞳后近视屈光度有较多的降低，但仍为近视。

近视对儿童青少年的影响

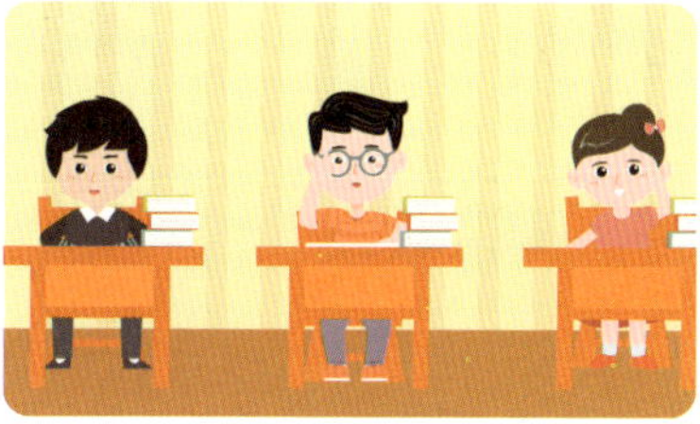

学习

视力下降会产生视疲劳、双眼干涩的症状，影响学习效率，导致成绩下降或提升困难。近视的人常伴有视功能异常，从而导致学习障碍、阅读困难等。

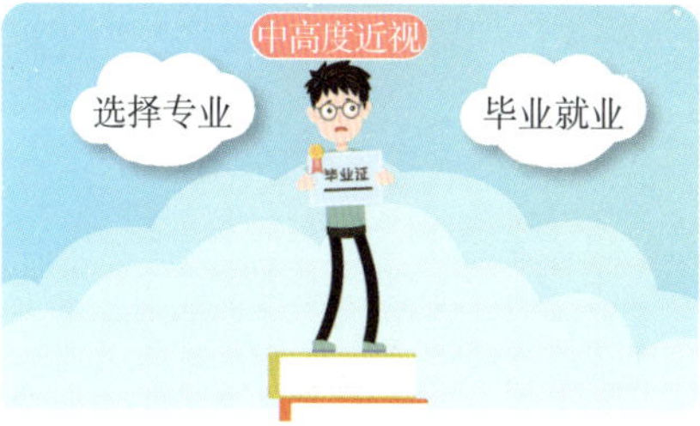

升学

得了近视或者发展成中高度近视者，上大学选择专业和毕业就业有很多限制，成为求知、求职的障碍。

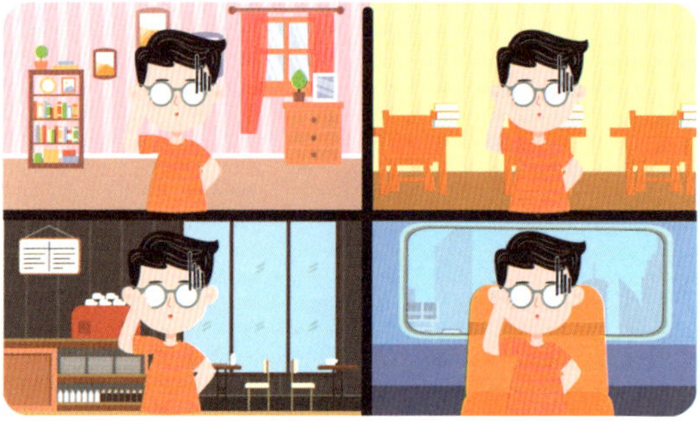

生活

近视的孩子戴着眼镜会有“干什么事都不方便”的感觉，摘掉眼镜视物又不清晰，学习和生活有诸多不便。

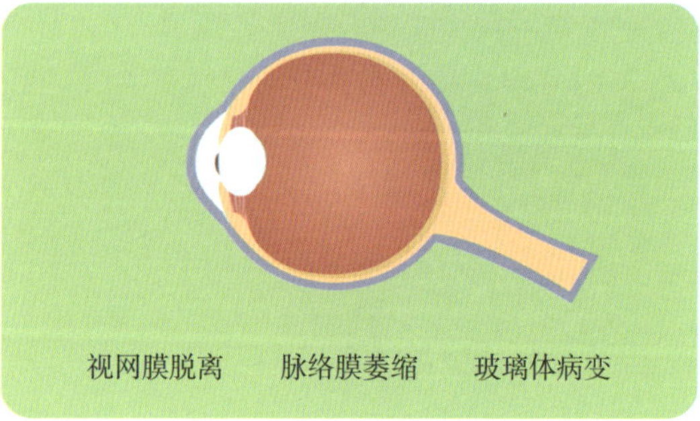

眼病

近视会引起严重并发症。当近视进一步发展成为高度近视后，容易引发许多并发症，如视网膜脱离、脉络膜萎缩、玻璃体病变等，严重者甚至会导致失明。

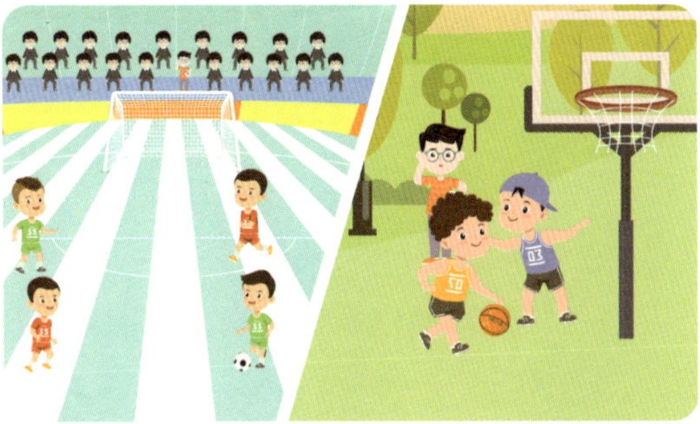

运动

近视的孩子一旦戴上眼镜，多种喜爱的体育活动就不便参加了，会影响身体的正常发育和日常锻炼。

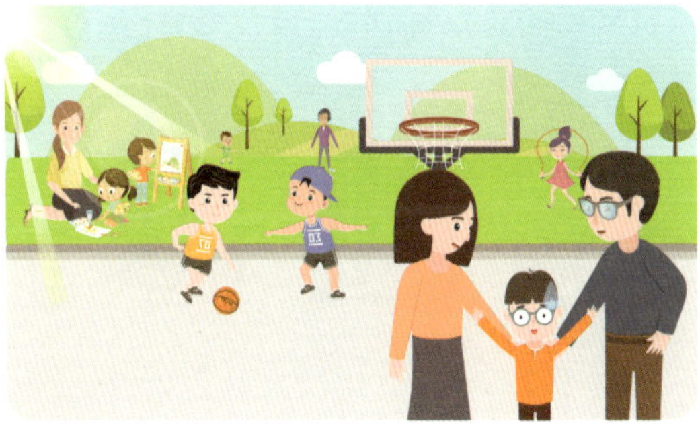

性格

近视的孩子多缺乏自信，适应环境的能力差；缺乏主见，自理能力差；过分依赖父母，缺乏独立性；容易发生焦虑情绪，心理处于亚健康状态。

高度近视的危害

高度近视的人群会发生很多严重并发症，是成人常见的致盲原因之一，在我国致盲性疾病中排前三位。

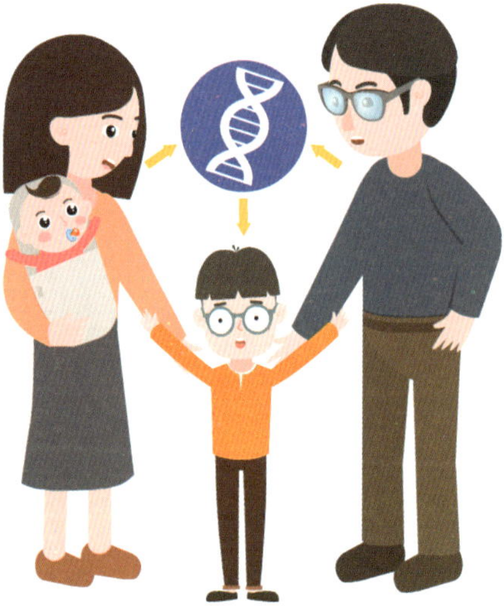

高度近视主要的并发症

1．玻璃体异常　玻璃体变性、液化、混浊。

2．视网膜变性和裂孔　视网膜裂孔易引发孔源性视网膜脱离，若不及时治疗，会出现视力不可逆损伤，甚至导致失明。

3. 视网膜脱离　是近视的常见并发症，发生率是其他人群的 8 ~ 10 倍。

4. 白内障　高度近视者眼内营养代谢异常，囊膜通透性改变，晶状体混浊，产生并发性白内障。

5. 青光眼　高度近视患者约 30% 患有原发性开角型青光眼。

6. 后巩膜葡萄肿　在眼轴不断增长的过程中，眼球壁各层向后局限性扩张，形成后巩膜葡萄肿。

7. 黄斑病变　是一类严重影响视力的疾病，分为萎缩性病变、牵引性病变、新生血管性病变三类，临床表现多样，可表现为富克斯（Fuchs）斑、黄斑裂孔、黄斑前膜、黄斑劈裂、黄斑出血、脉络膜新生血管等。

8. 视神经病变　表现为视盘倾斜，视盘周边萎缩弧，青光眼样视盘。

9. 弱视　从小有高度近视或单眼高度近视者易导致视觉发育迟缓，产生弱视。

10. 斜视　调节集合功能异常，易发生眼位偏斜。部分高度近视患者由于眼轴拉长，眼外直肌及上直肌偏位，眼球后部向颞上方移位，呈现固定性内下斜。

11. 遗传　若父母中一方或双方都为高度近视患者，其后代发生近视的概率将更高。

第三部分

预防近视的关键词

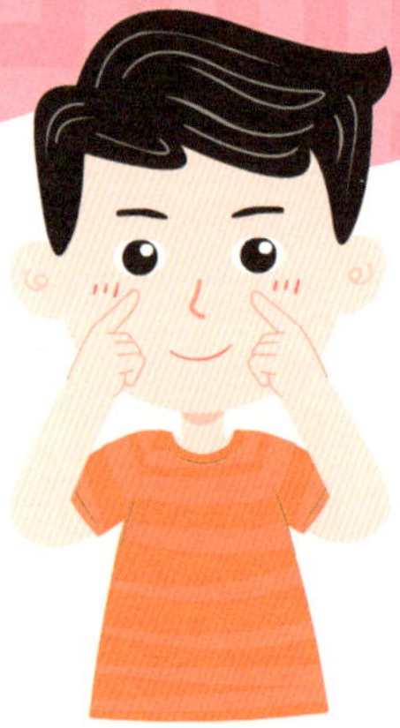

电子产品

正确使用电子产品“三个 20 法则”

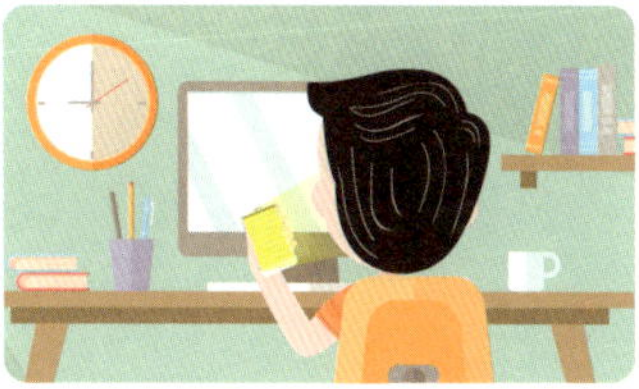

1. 每次使用电子产品时间不超过 20 分钟。

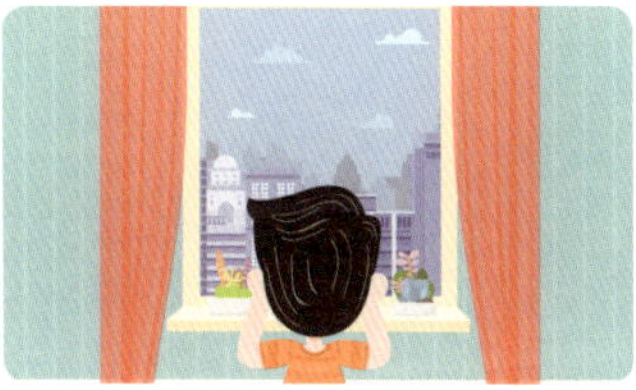

2. 使用电子产品后远眺 20 英尺（6 米）以外的物体。

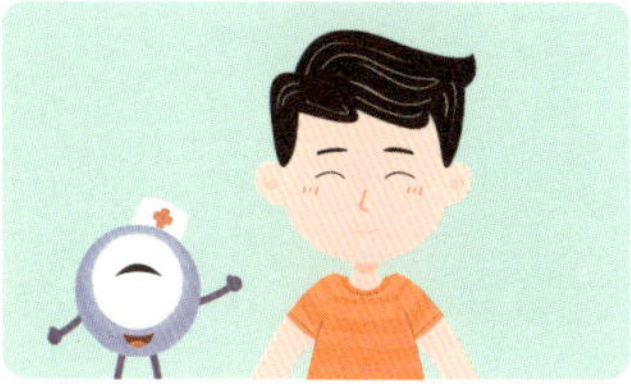

3. 休息 20 秒以上。

读写姿势

正确坐姿“三个一”

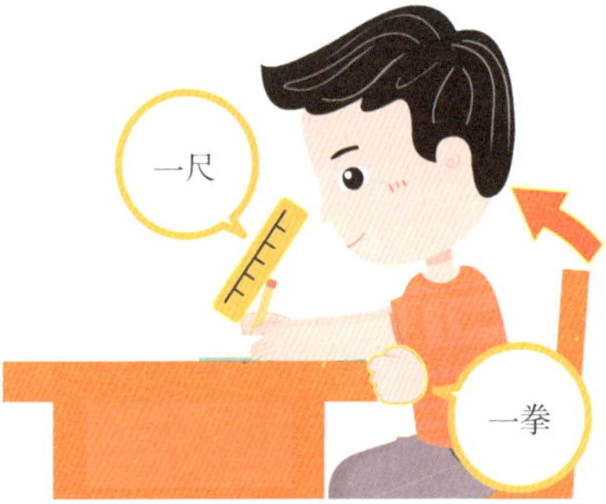

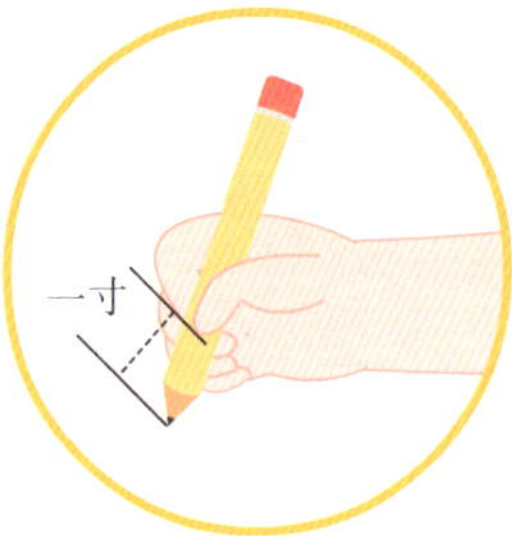

一尺：眼睛离书本一尺远。

一拳：胸部离书桌一拳远。

一寸：手离笔尖一寸远。

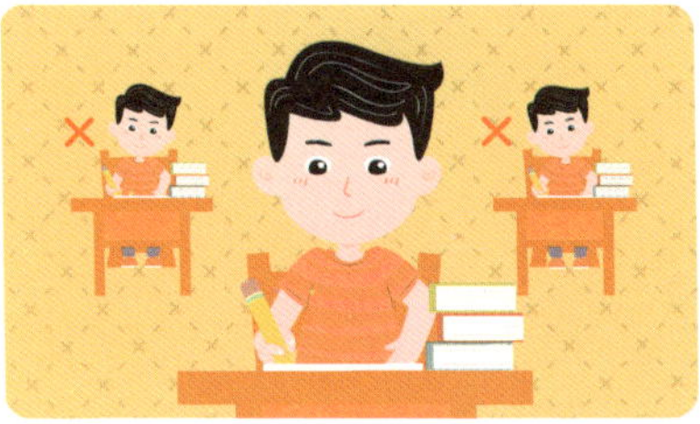

头正　书写时头摆正，不能向左或右偏，并略向前倾，眼距离书本一尺。

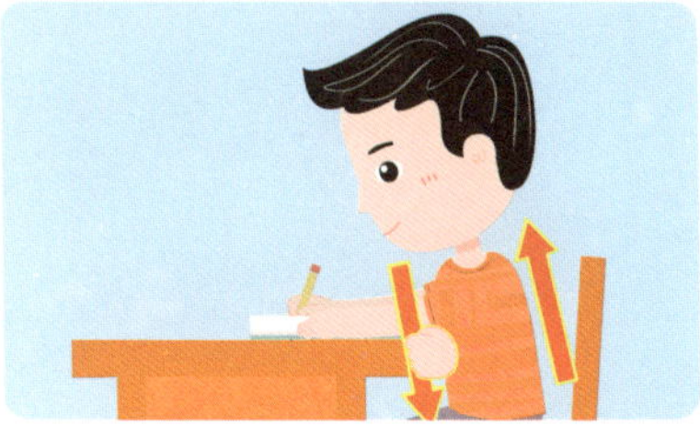

身直　胸挺起，背挺直，胸部离书桌一拳。

肩平　两肩平齐，不能一边高一边低。

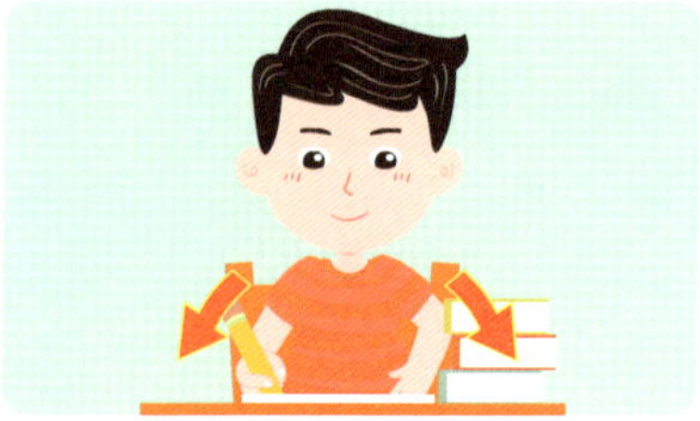

臂开　两臂自然张开，左手五指伸开按纸，右手书写。

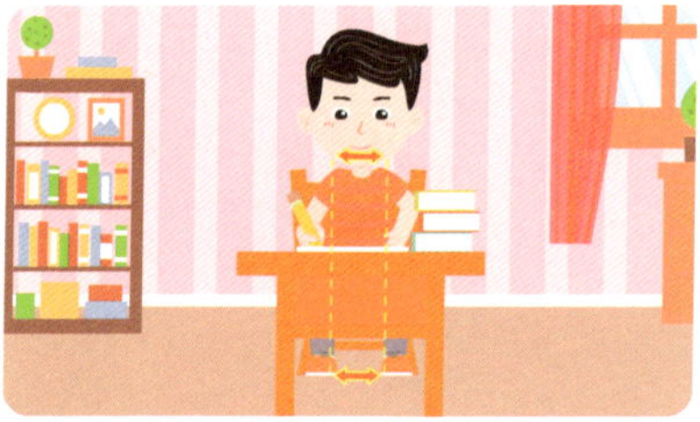

足安　双脚自然平放在地上，两脚之间的距离与肩同宽，脚尖和脚跟同时着地。

握笔姿势

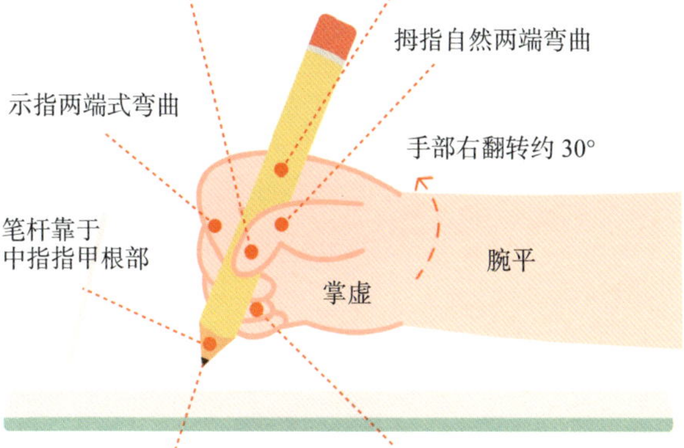

一抵　中指第一关节抵住笔尖往上一寸长。

二压　大拇指、示指从两侧将笔捏紧下压，拇指和示指指肚着力。

三托笔　无名指、小指略弯曲呈前后状，两指平面轻贴于纸面，同时掌侧贴实纸面。

视觉环境

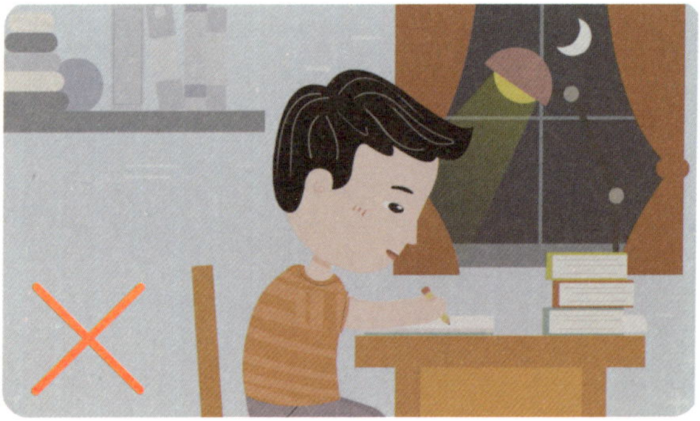

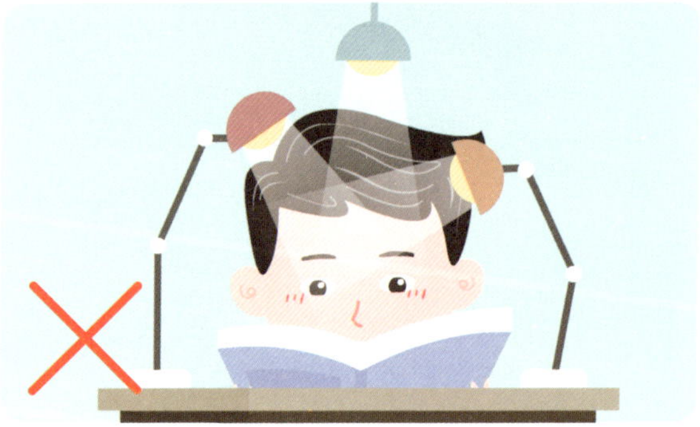

光线太强或太弱会导致眼睛不能清晰地看清字体，头部就会向前凑近书本，导致眼内睫状肌调节过度或痉挛而形成近视。不要在光线太强或太弱的地方看书学习。

饮食睡眠

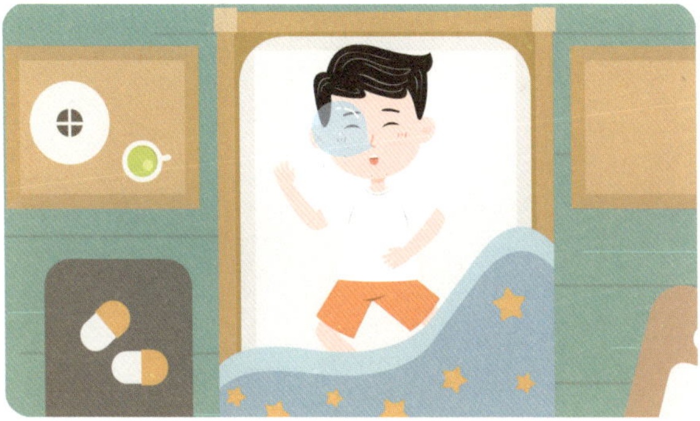

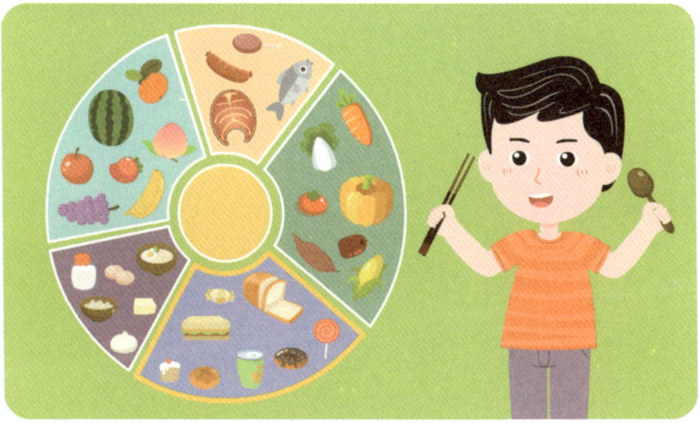

小学生每天睡眠时间为 10 个小时、初中生为 9 个小时、高中生为 8 个小时；营养均衡，多吃富含维生素的食物，少吃甜食。

户外活动

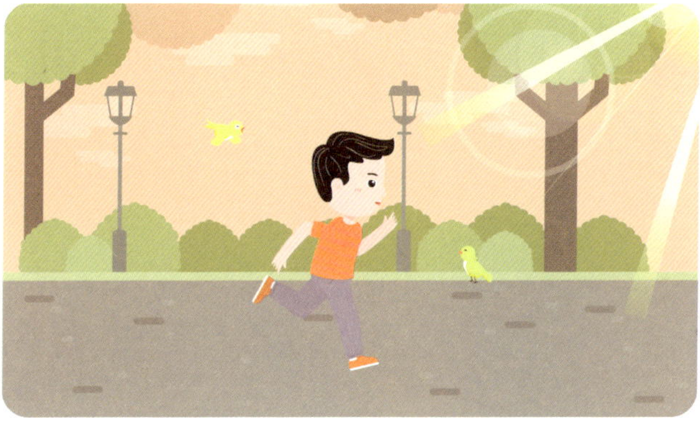

缺乏足够的户外活动和光照，是如今近视高发的主要原因之一。当户外活动时间增加，视网膜接收到较充足的光线时局部会释放多巴胺，可以调控眼轴不被拉长，达到预防近视的作用。建议每天至少在阳光下运动 2 小时，能有效预防近视。

眼保健操

第一节：按揉攒竹穴

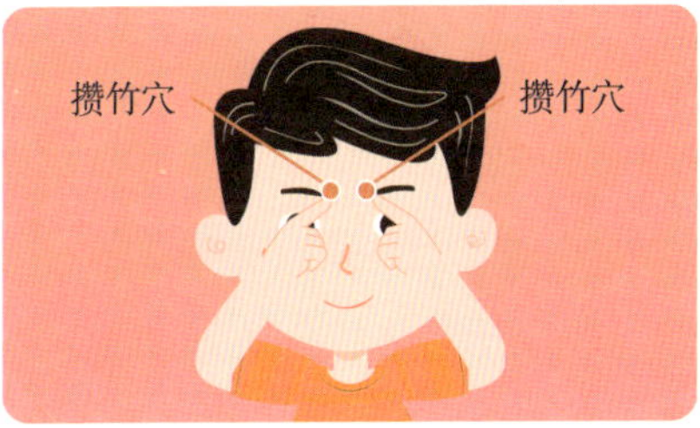

攒竹穴位于眉毛内侧边缘的凹陷处。用双手拇指螺纹面分别按在两侧穴位上，其余手指自然放松，指尖抵在前额上。

第二节：按压睛明穴

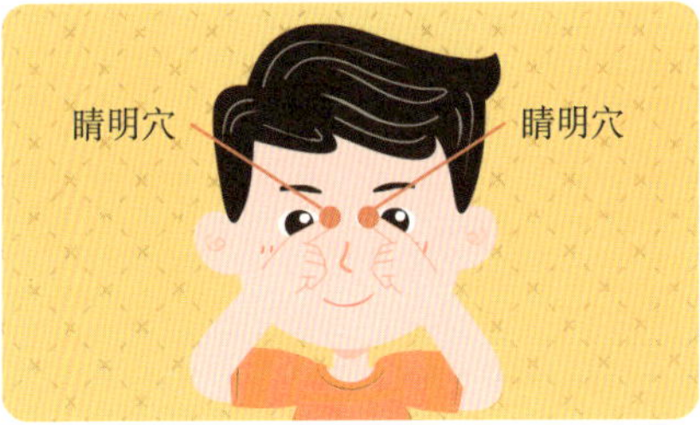

睛明穴位于内眼角稍上方的凹陷处。用双手示指螺纹面分别按在两侧穴位上，其余手指自然放松、握起，呈空心拳状。

第三节：按揉四白穴

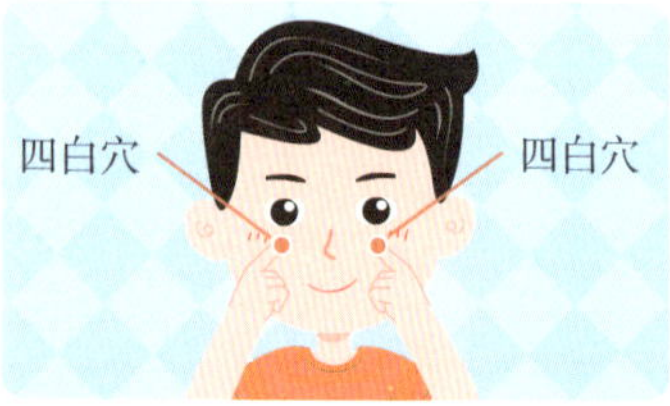

四白穴位于瞳孔直下，颧骨上方的凹陷中，先把左、右示指和中指并拢对齐，分别按压在鼻翼上缘的两侧，然后示指不动，中指和其他手指缩回呈握拳状，示指所在的位置便是四白穴。用双手示指螺纹面分别按在两侧穴位上，拇指抵在下颌凹陷处，其余手指自然放松、握起，呈空心拳状。

第四节：按揉太阳穴刮上眼眶

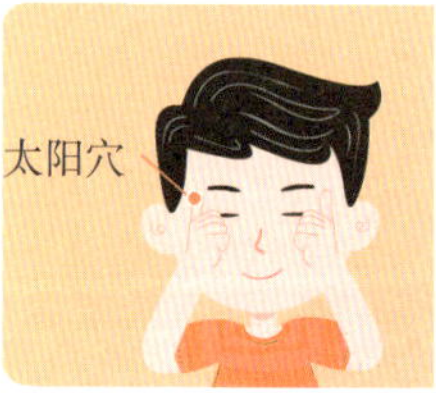

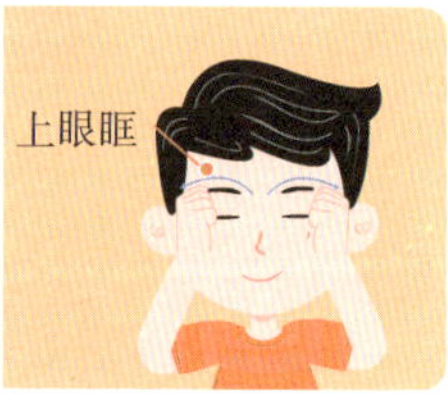

太阳穴位于两眉梢后凹陷处。用双手拇指的螺纹面分别按在两侧太阳穴上，其余手指自然放松，弯曲。伴随音乐口令，先用拇指按揉太阳穴，每拍一圈，揉四圈。然后，拇指不动，用双手示指的第二个关节内侧，稍加用力从眉头刮至眉梢，两个节拍刮一次，连刮两次。

第五节：按揉风池穴

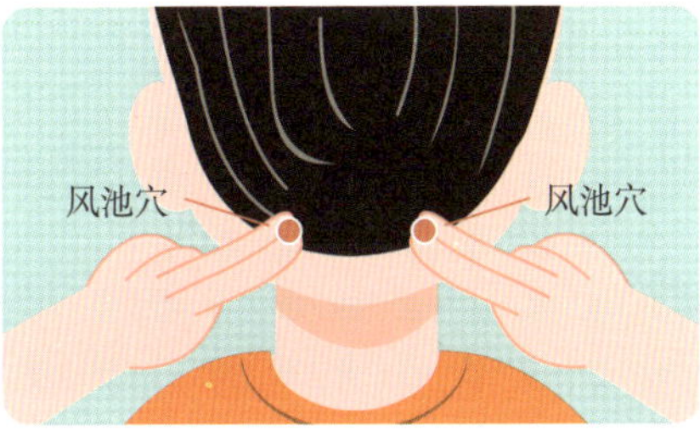

风池穴位于后颈部，两条大筋外缘的陷窝中，并与耳垂平行。用双手示指和中指的螺纹面分别按在两侧穴位上，其余三指自然放松，随音乐口令有节奏地按揉穴位。

第六节：揉捏耳垂脚趾抓地

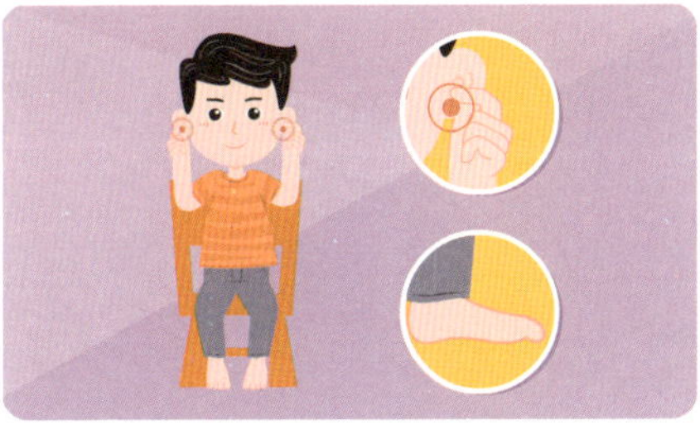

用双手拇指和示指的螺纹面捏住耳垂正中的眼穴，其余三指自然并拢弯曲。伴随音乐口令，用拇指和示指有节奏地揉捏穴位，同时用双脚全部脚趾抓地，每拍一次，做四个八拍。

视觉健康档案

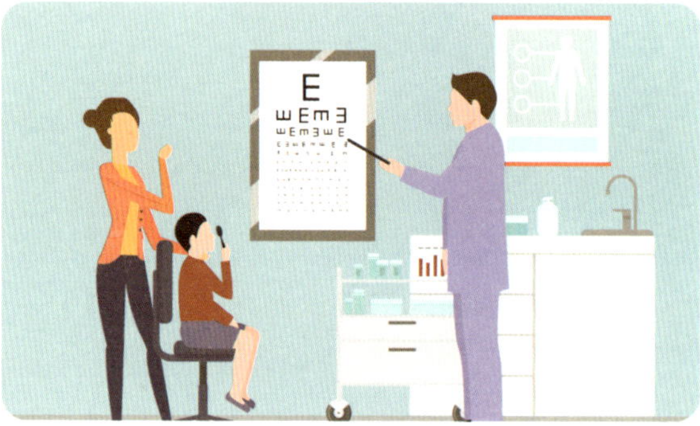

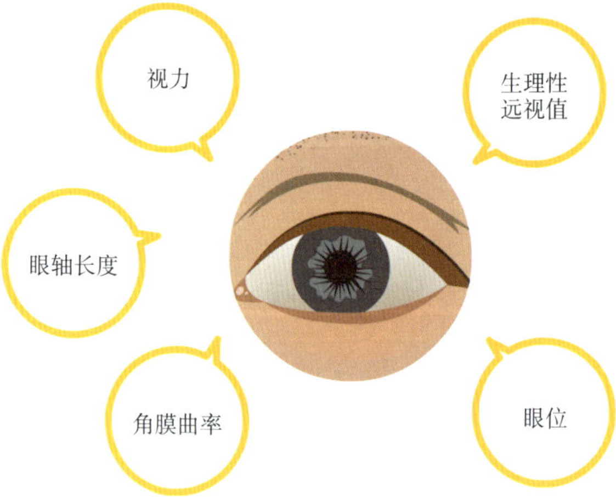

视觉健康档案完整记录视力、生理性远视值、眼轴长度、角膜曲率、眼位等眼球发育指标，每半年检查一次，能及早发现近视的风险并提前预防。

第四部分

近视的检查和矫治

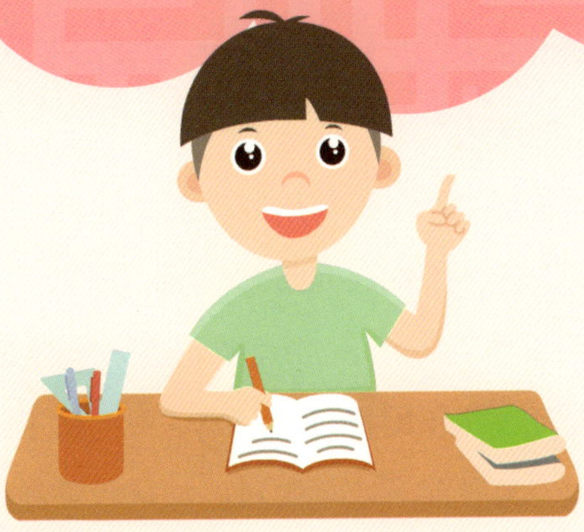

视力检查

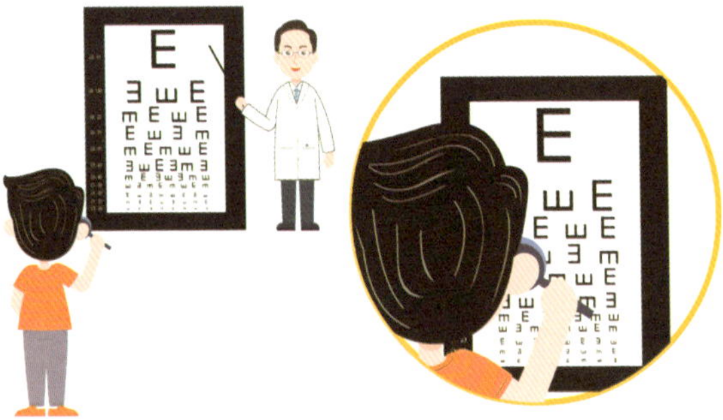

视力是指眼睛能够分辨两物体间最小距离的能力，也代表黄斑中心凹的视觉敏锐程度。视力分为远视力和近视力，远视力检查一般是在 5 米处进行。

以标准对数视力表为例，正常人的视力标准为 1.0，也相当于五分记录的 5.0。近视力检查一般在 40 厘米处充足照明条件下进行，以标准近距对数视力表为例，正常人的近距视力标准为 1.0。

建议儿童青少年每年定期进行视力检查。一级视力检测：每学年 2 次；二级屈光状态检测：每学年 1 次；三级视功能检测：视力低于正常者需要进一步进行视功能检查。如果儿童青少年的视力下降或者视力低于此年龄段正常值的下限，要及时到正规眼科医院进行详细检查。

医学验光

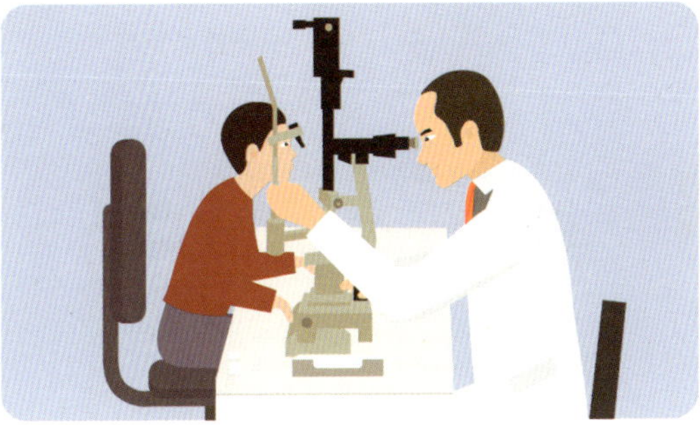

验光是一种医学行为，正规的医学验光步骤严谨、复杂，验光结果准确，检查时间较长，其目的是根据人眼的综合功能验配出合适度数的眼镜，不仅使患者能够看清远处的物体，还要使患者戴镜舒适，无视疲劳的症状。医学验光需要详细检查患者的眼前后节，排除眼部疾病，然后采用检影或综合验光仪检查患者的屈光状态，综合考虑被检查者的双眼平衡、眼位、调节功能及聚散功能等检查结果，确定出患者最终的配镜处方；且医学验光是由临床眼科医师和视光师完成，而不只是验光员。普通验光仅仅以矫正患者看远视力为目的，未考虑视功能等因素，易出现配戴不适以及近视度数加深等问题。

散瞳

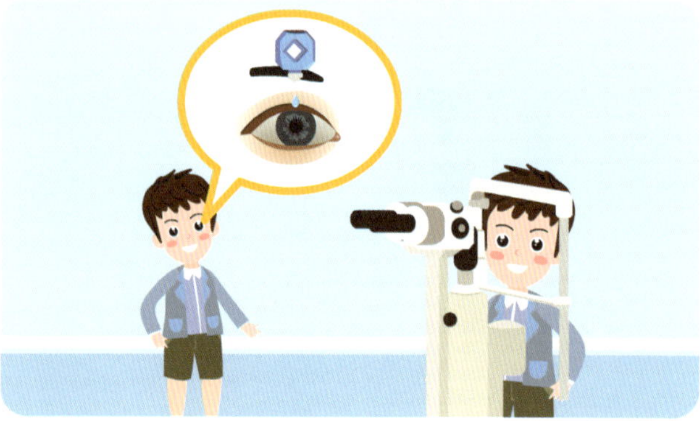

儿童青少年在初次验光配镜时，必须要到正规医院眼科在医生的指导下进行散瞳验光。这是由于儿童青少年眼睛的调节能力非常强，对验光结果影响较大，因此我们采用睫状肌麻痹的方法来消除晶状体调节对屈光状态的影响，排除假性近视，得出其真实的验光结果，称为“散瞳验光”。

目前临床常用的散瞳药物有 1% 硫酸阿托品眼膏、复方托吡卡胺滴眼液和 1% 盐酸环喷托酯滴眼液。1% 硫酸阿托品眼膏是一种长效睫状肌麻痹剂，对睫状肌的麻痹效果强，可以有效地避免调节对屈光状态的影响，药物持续时间一般为 3 周，极少有儿童会出现面红、口干、心悸等药物反应，如出现应立即停药到医院就诊。复方托吡卡胺滴眼液是一种快速散瞳药，睫状肌麻痹效果较弱，药物作用维持 6 ~ 8 小时。1% 盐酸环喷托酯滴眼液睫状肌麻痹效果优于复方托吡卡胺滴眼液。

散瞳方法为轻拉下眼睑，将散瞳药滴入下睑结膜囊内，然后用手指压迫内眦，以免药物被全身吸收。

框架眼镜

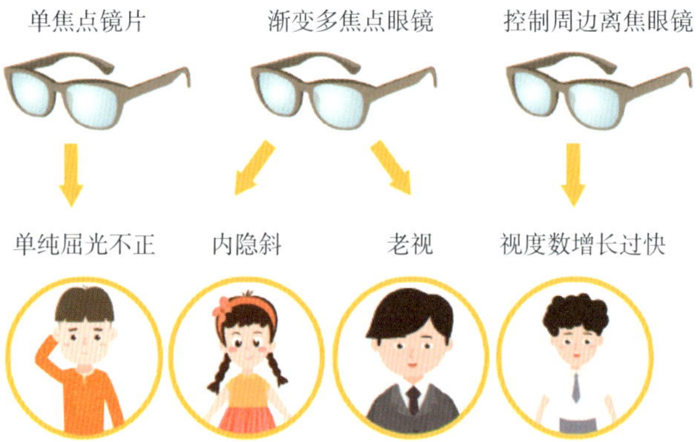

框架眼镜分为单光镜、渐变多焦点眼镜和控制周边离焦眼镜等。单光镜即单焦点镜片，用于矫正各种单纯屈光不正。渐变多焦点镜片是一种上方光学区用来看远，下方光学区用来看近，中间度数逐渐变化用来看中距离的特殊设计的镜片，适用于调节滞后或看近有内隐斜的近视儿童青少年，以及需要远、中、近距有清晰视觉的老视人群。控制周边离焦镜片是一种利用周边离焦设计来控制近视发展的特殊设计镜片。通过此镜片后，中心图像成像在视网膜上，周边部位却成像在视网膜之前，形成周边视网膜相对近视性离焦的作用，从而抑制眼轴增长，达到控制近视发展的目的，适用于近视度数增长过快的儿童青少年。

角膜塑形镜

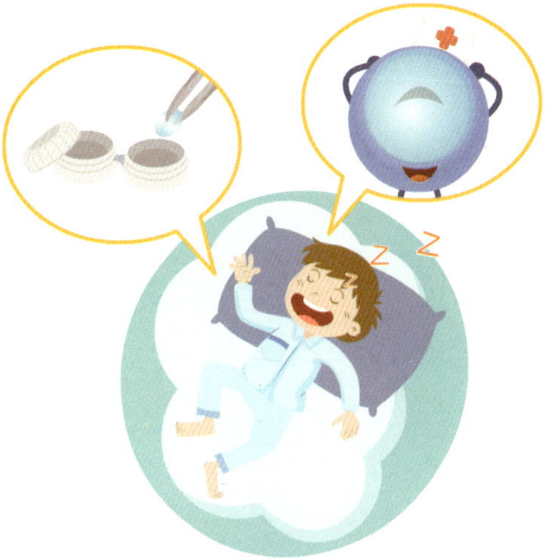

角膜塑形镜是一种特殊设计的硬性透气性角膜接触镜，采取夜间配戴的方式，通过泪液作用使角膜中央弧度变平，降低近视屈光度，达到“矫正”近视的目的。角膜塑形镜主要有两个作用，一是使近视者白天不戴镜即可拥有良好的裸眼视力，另一个作用是长期配戴后可以有效控制近视度数的发展。角膜塑形镜的控制原理是通过对角膜的塑形作用，使周边物像成像在视网膜之前，形成周边视网膜相对近视性离焦，从而抑制眼轴的增长，控制近视的发展。

角膜塑形镜一般适用于近视度数发展较快，能够理解角膜塑形镜的作用机制，依从性好的儿童青少年。角膜塑形镜的适应人群包括以下情况：年龄为 8 岁以上近视儿童青少年；双眼无异常或疾病，无全身系统性疾病；近视屈光度位于 –0.75 ~ –6.00D，–6.00D 以上近视患者的验配要酌情考虑；角膜散光＜ 1.50D，且顺规性散光者相对合适，散光＞ 1.50D 可考虑环曲面设计；角膜曲率位于 42.00 ~ 46.00D 相对适合，曲率过平或过陡需要慎重考虑；角膜形态从中央到周边逐渐平坦；瞳孔大小正常。

中医治疗

针灸治疗

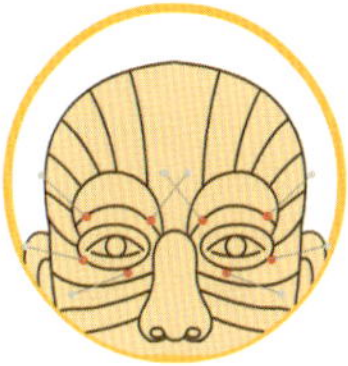

耳穴按摩

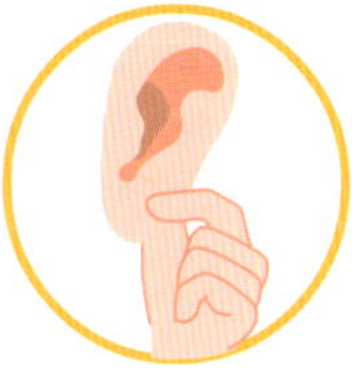

中药治疗

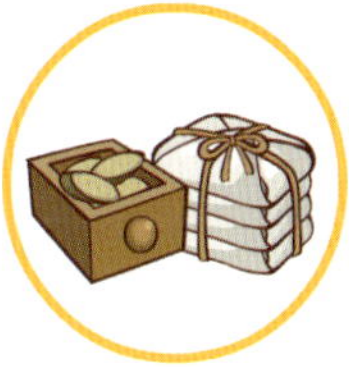

近视的中医治疗包括针灸治疗、耳穴按摩以及中药治疗等。

针灸治疗近视主要是通过疏通经络、行气活血来达到放松眼部睫状肌，消除睫状肌疲劳和痉挛的目的，一般针刺眼部周围的穴位。耳尖放血也有调和阴阳、行气活血的作用，可辅助近视的治疗。

耳穴按摩，通过按压、刺激耳部相关穴位，可放松眼部肌肉，抑制睫状肌的过度收缩或痉挛，使眼睛的调节作用恢复到正常状态。

近视的中药治疗多以脏腑阴阳失调、气血功能紊乱为依据开展治疗。另外，近视的发生发展与儿童青少年的体质密切相关，其中阳虚和气虚等体质对近视的影响较为明显，可通过中药治疗调节机体的气血，从而改善患者的体质，对近视的防治起到至关重要的作用。

学龄前儿童视觉健康要点

出生后 28～30 天　　3、6、12 月龄　　2 岁

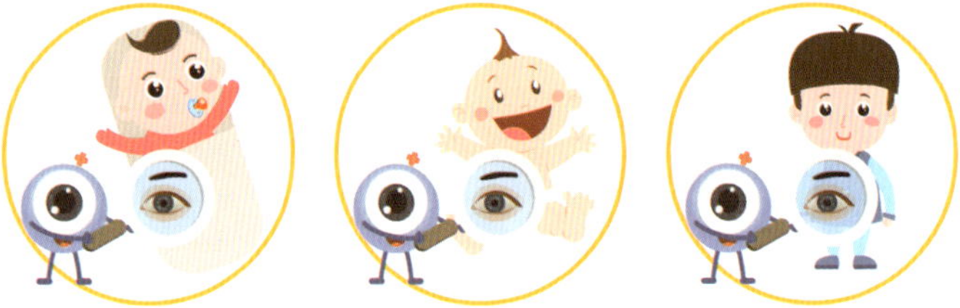

健康儿童应当在出生后 28～30 天进行首次眼病筛查，分别在 3、6、12 月龄和 2 岁健康检查的同时进行阶段性眼病筛查和视力检查。首次眼科检查重点：眼外观、光照反应、眼病筛查；3 月龄检查项目：瞬目反射、红球试验；6 月龄检查项目：眼位检查、视物行为观察；1～3 岁检查项目：视力、眼位检查、眼球运动、眼病筛查。

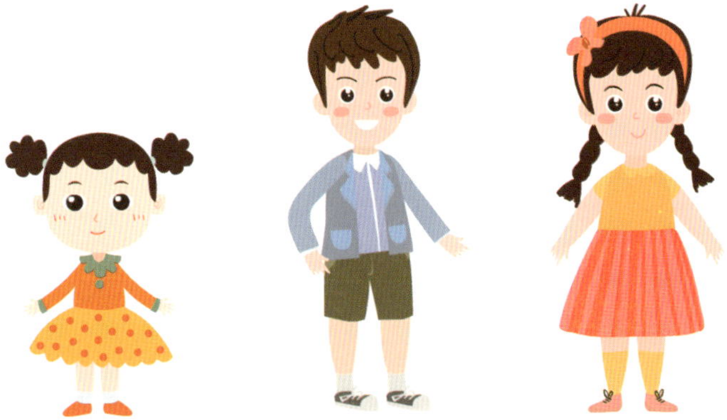

针对 3 岁以上儿童，把握三四五检查时机，及早预防近视、弱视及视觉障碍。

3 岁时尽快安排第一次视力检查，3 岁是眼球发育的第一个里程碑，更是首次确认孩子眼球发展的最佳时机，检查重点为视力、屈光度、斜视、眼球运动能力等。

4 岁是弱视治疗的黄金时期，由于从 4 岁开始治疗弱视的成效最高，在 3 岁的基础检查后，强烈建议在 4 岁安排更加深入的检查项目，排查弱视。

5 岁应矫正影响学习的视觉问题，为上学做好准备。检查是否存在眼球追踪力、对焦力、视觉记忆力等不足，留意一些易引起学习障碍的视觉问题。检查重点为弱视、视力发展、眼球运动能力、眼球协调力、辨色力。

6 岁后应持续追踪，注意别让眼睛过度调节造成的假性近视变成真性近视。

中小学生视觉健康要点

此阶段视觉健康要点为预防近视的发生，控制近视的发展。

1. 预防期　以预防近视发生为首要任务，养成良好的用眼习惯，保证每天 2 小时以上的户外活动；定期检查视力、屈光度、眼轴长度及双眼视功能；视力下降后，到正规医疗机构就诊，排除眼病及假性近视。

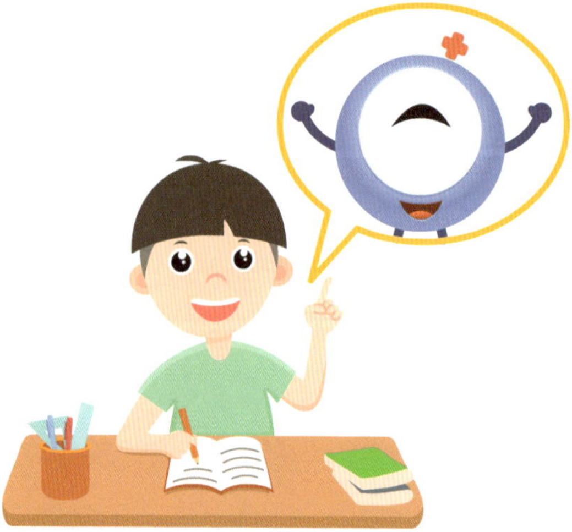

2. 控制期　以控制近视度数增长为首要任务，防止发展为高度近视。确定近视后，建立视觉健康档案；进行详细的验光检查及视功能检测，制订符合自己个性化的近视控制方案；注意用眼卫生，定期复查（3～4个月），根据检查结果调整近视控制方案。

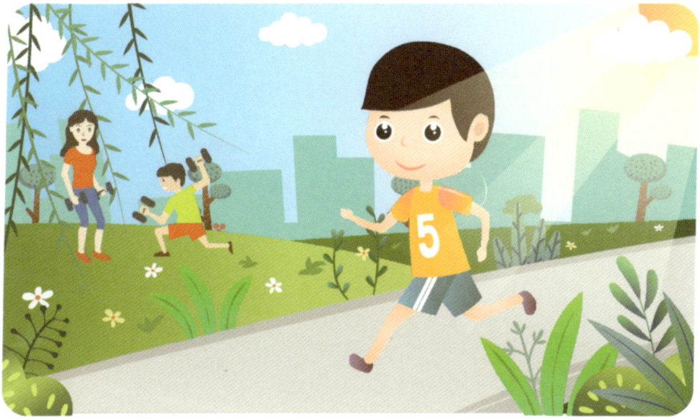

第五部分

视觉与学习

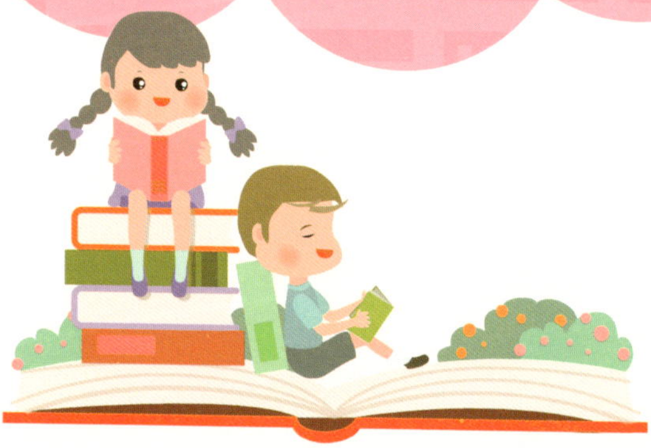

眼的调节

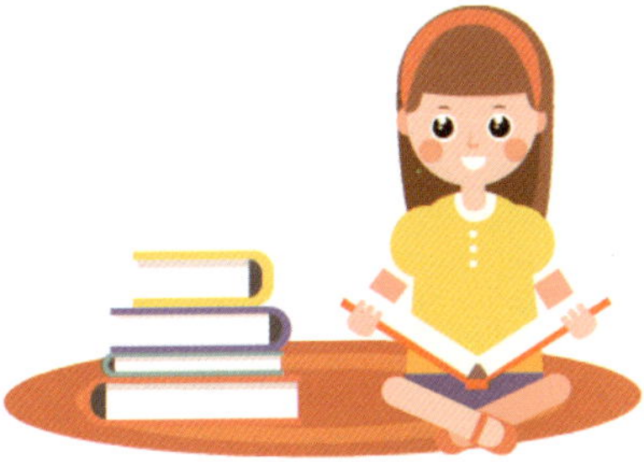

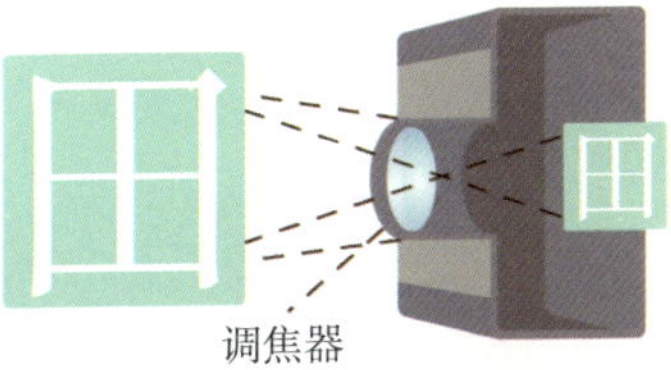

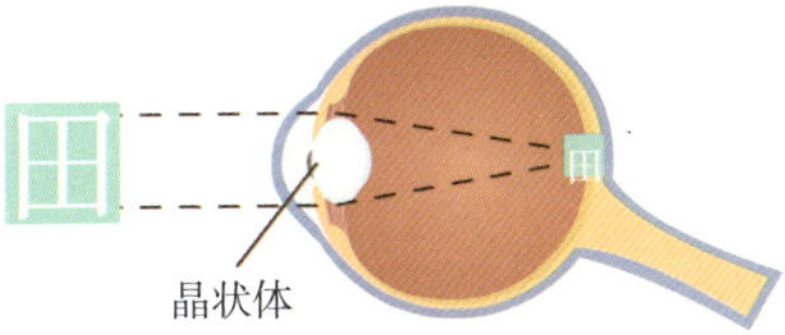

我们的眼睛如果想看清近处的物体，比如课本上的字体，需要依靠眼睛的晶状体调焦，晶状体相当于照相机的调焦器，这样我们才能够看清近处的物体，调焦的过程我们称为眼的调节。

如果调节功能出现异常，会导致我们看东西出现模糊，影响阅读和学习。

眼的集合

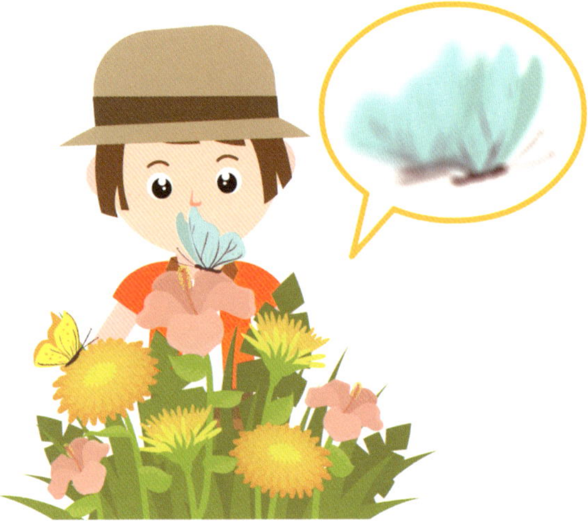

我们的眼睛注视近处物体时，除了晶状体调焦外，双眼必须同时向内转，眼的这种功能我们称之为集合。

如果集合功能出现异常，我们看东西就会出现重影，影响阅读和学习。

学习障碍

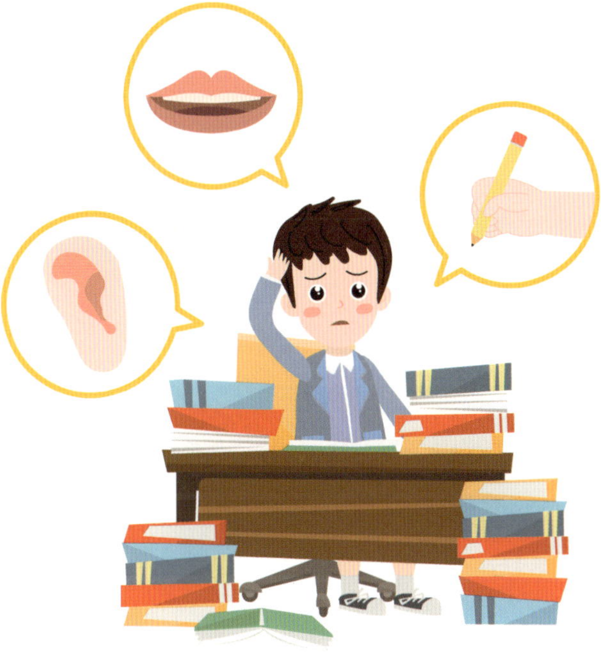

学习障碍是指智力发育正常的儿童青少年在听、说、读、写、推理或数学等方面表现出显著困难的现象。学习障碍的原因与生理因素、环境因素、营养和代谢、心理因素等相关。

视觉相关的学习障碍

很多有学习障碍的儿童青少年存在视觉障碍，包括眼球运动控制问题、调节集合问题、视觉信息处理问题等。

具体表现如下。

1. 学习注意力不集中。

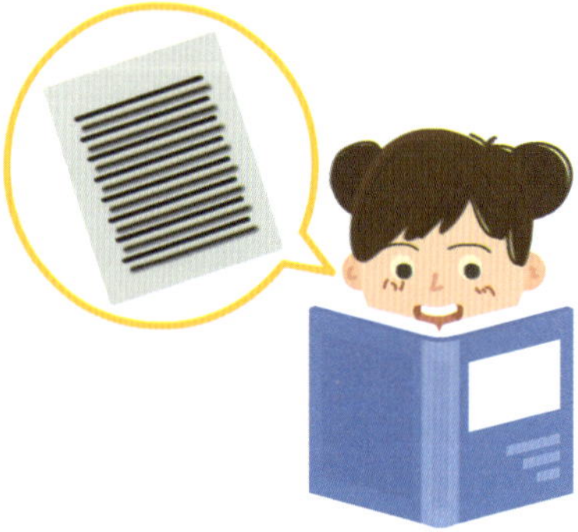

2. 阅读图书串行。

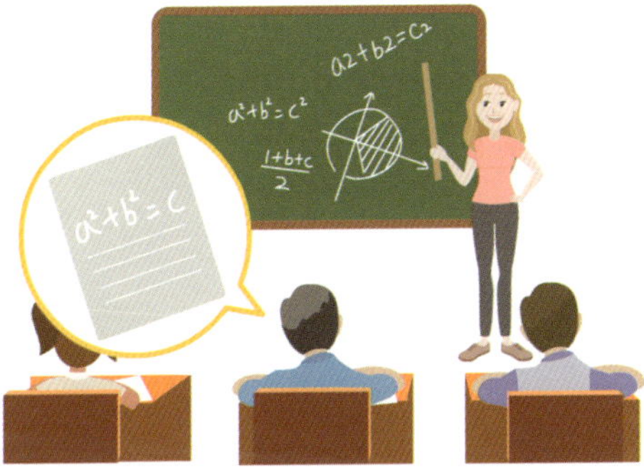

3．抄黑板上的字会丢字。

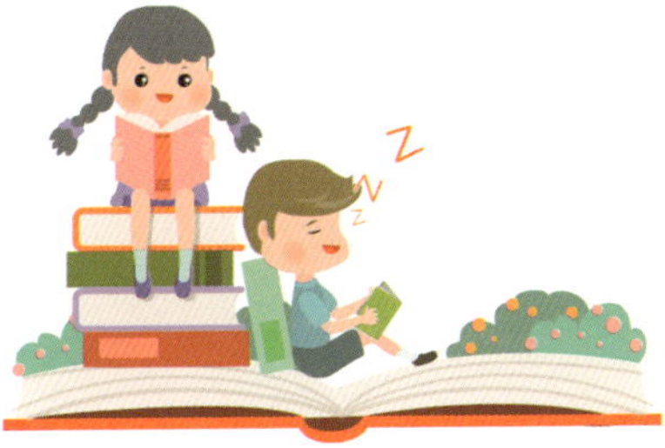

4．一看书就犯困、易疲劳。

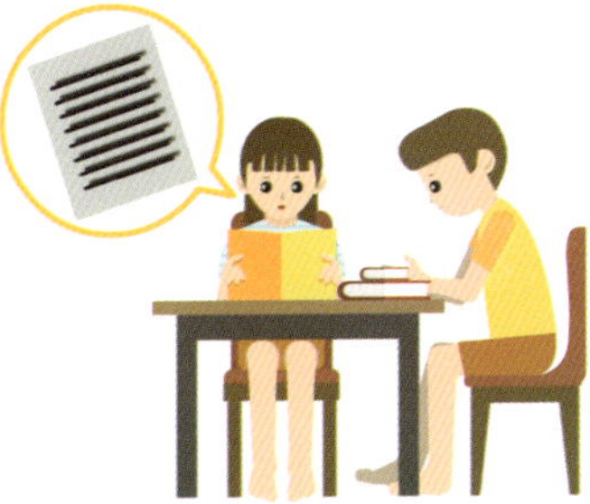

5．看书模糊、重影。

眼睛也需要“有氧运动”

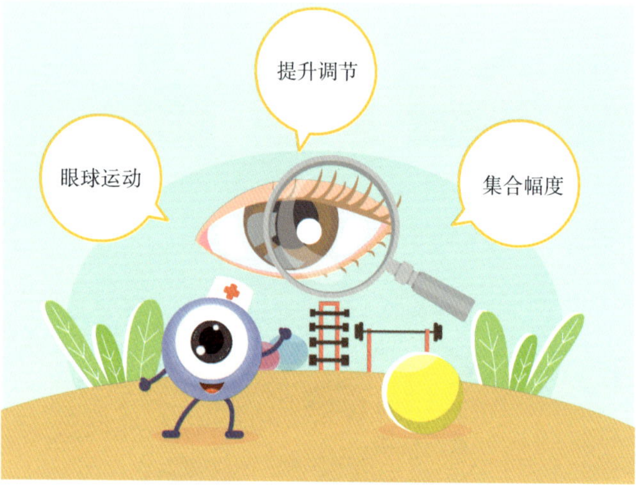

视觉效率与眼球运动、调节和集合息息相关。如果眼睛在这三个方面出现了问题而影响学习的话，可以通过眼睛的“有氧运动”，我们又称之为视觉训练来解决。通过视觉训练改善眼球运动能力、提升调节和集合幅度，达到舒适、协调使用双眼的目的。

第六部分

近视小问答

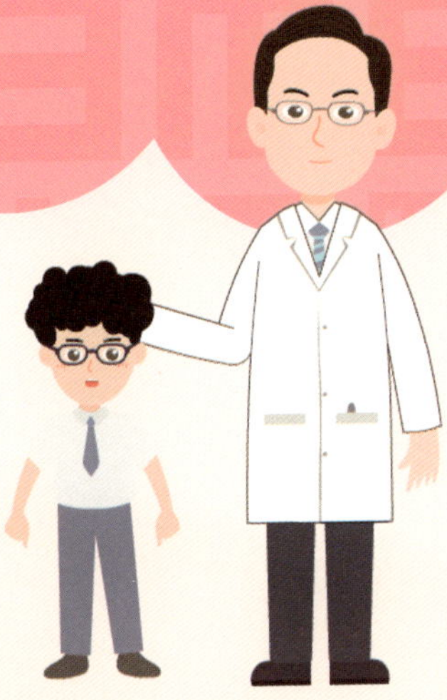

眼镜越戴近视度数越深吗

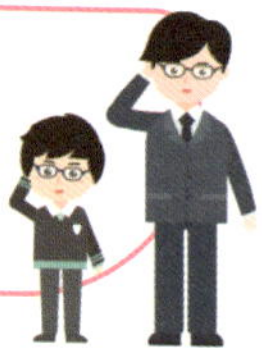

答

近视度数的加深与戴眼镜并无关联。近视度数的加深主要是由于眼轴的增长。儿童青少年由于身体处于生长发育阶段，随着年龄的增长，眼轴长度会自然增长，但是不正确的用眼习惯也会引起近视度数的加深。成年人身体发育基本停止，一般来说近视度数较为稳定，但不正确的用眼习惯也有可能引起近视度数的加深。

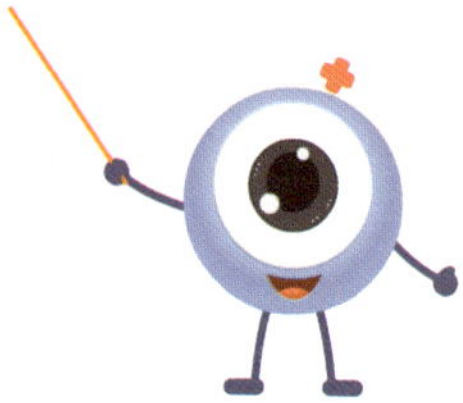

看近时可以不戴眼镜吗

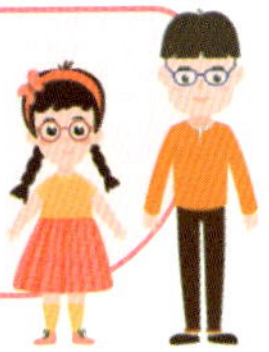

答

看近时需要配戴眼镜。

1．近视镜可以防治外隐斜　近视眼未戴镜在看近时所付出的调节较正常眼少。而眼睛调节和集合是联动的过程，看近时付出的调节减少会导致双眼调节性的集合减少，眼位容易出现外隐斜。

2．近视镜可以减轻视疲劳　近视眼看近时不戴眼镜，这样容易导致眼睛疲劳，眼睛的视觉功能下降，其结果可能促进近视度数的加深。

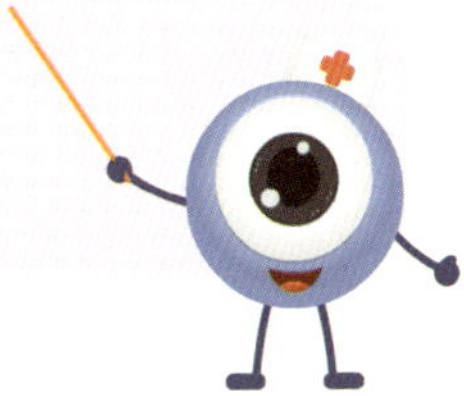

近视可以治愈吗

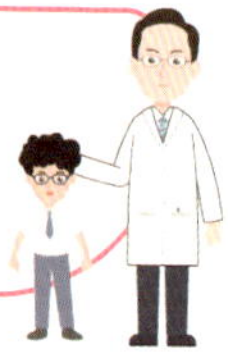

答

近视分假性近视和真性近视。其中假性近视可以通过纠正不良的用眼习惯、视觉功能训练、药物、针灸等方法来治疗。假性近视是可以治愈的。但是真性近视目前并没有能真正意义上“治愈”的方法。目前所有的框架眼镜、隐形眼镜、角膜塑形镜、硬性透气性角膜接触镜、角膜屈光手术等都只是对近视的“矫正”以及对近视度数发展的控制。

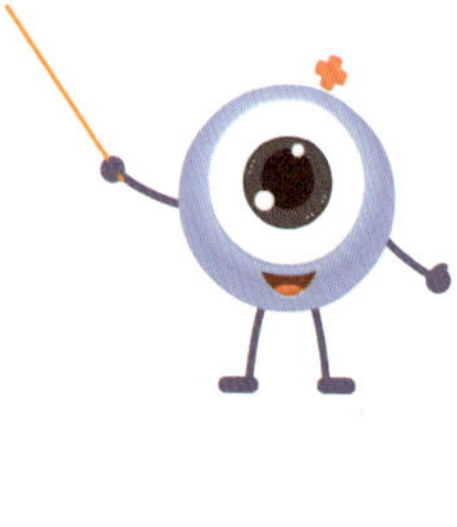

近视的儿童青少年可以戴隐形眼镜吗

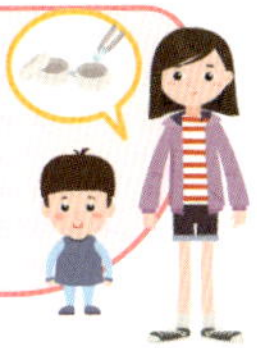

答

儿童青少年在成长阶段，不建议配戴市面上常见的软性隐形眼镜。一般软性隐形眼镜的透氧率较低，长时间配戴会造成角膜缺氧，角结膜炎症等眼部疾病。儿童青少年可以配戴硬性透气性角膜接触镜、角膜塑形镜，其材料的透氧率较高，生物相容性好，个性化设计更精准。

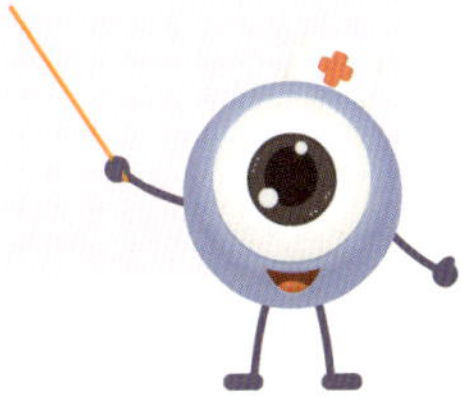

戴眼镜后眼睛会变形吗

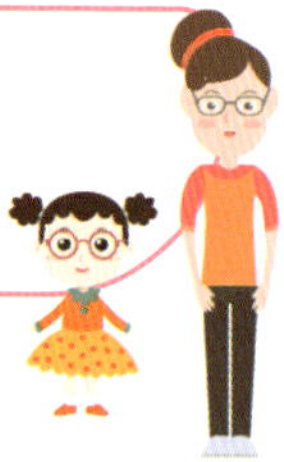

答

眼睛变形和戴眼镜并无直接关系。眼睛变形多半是近视度数过高（近视度数大于600度）导致眼轴拉长，造成眼睛突出，所以看起来像是眼睛变形了。

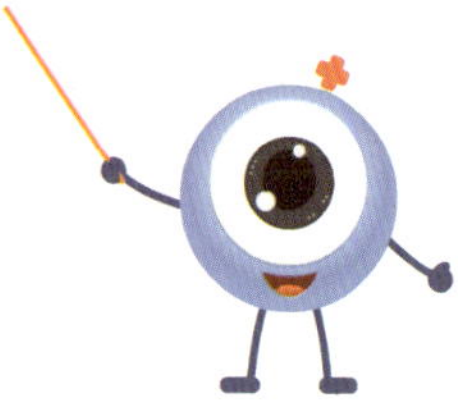

近视会遗传吗

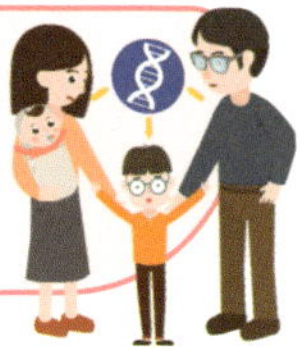

答

近视度数超过 600 度称为高度近视，高度近视患者会有近视遗传的倾向，后代会有更容易近视、近视度数更容易增长的倾向。有研究表明，父母一方或双方患有近视是子女近视形成的危险因素之一。有文献报道，通过对 1200 名大学生进行调查研究，发现父母均无近视、一方近视、双方近视的学生近视率分别为 83.1%、89.5%、94.2%。

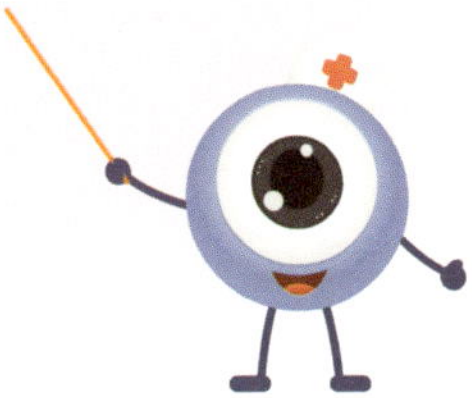

近视了怎么办

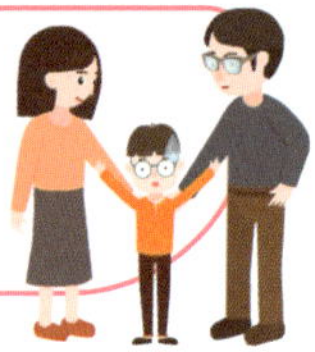

答

1．专业的眼视光检查。孩子出现看远模糊，歪头、眯眼或挤眼才能看清远处物体；看电视时往前凑、阅读时眼睛距离书本太近；怕强光、眼睛易疲劳、不舒服，常常揉眼或眨眼睛等现象时，首先应到正规医院进行专业的检查。

2．每个孩子近视发生、发展的原因都不一样，治疗方案也不同。孩子近视后，需要专业的医生通过综合验光、眼生物测量、眼位、集合、融像等十几项检查，进行视光学诊断，确定孩子近视的类型和近视度数增加的原因，制订个性化诊疗方案，如配戴单光

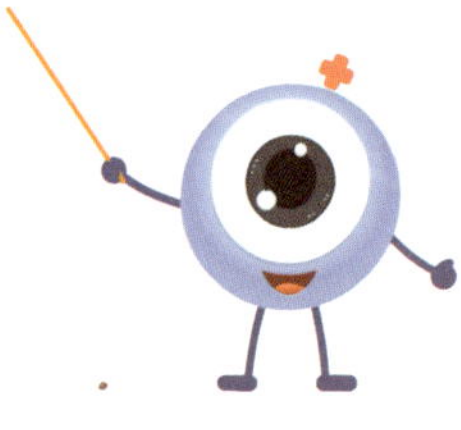

眼镜、功能性眼镜、渐进多焦点眼镜、角膜塑形镜、硬性透气性角膜接触镜等。

3．孩子和家长都要接受专家的爱眼护眼科普知识培训，掌握科学用眼的基本知识，养成良好的用眼习惯，有效控制孩子近视度数的快速增长。

儿童青少年能进行屈光手术治疗近视吗

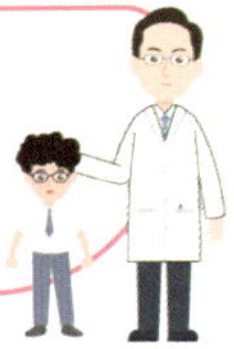

答

不建议儿童青少年进行屈光手术。因为儿童青少年的身体还在生长发育时期，随着年龄的增长、身高的增高、眼轴长度的增长，近视度数会有相应的加深，而屈光手术只是将当前的近视度数“打掉”，所以之后还有再次近视的可能。一般建议 18 岁成年后再考虑屈光手术。

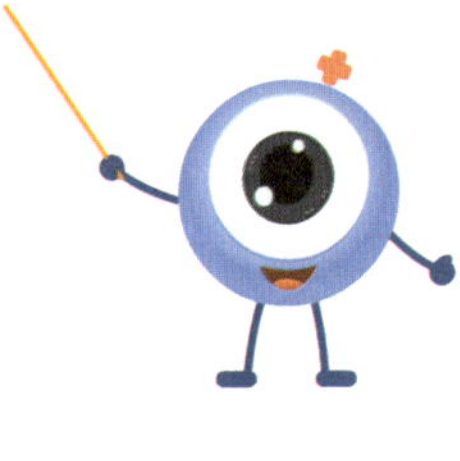

眼镜、功能性眼镜、渐进多焦点眼镜、角膜塑形镜、硬性透气性角膜接触镜等。

3．孩子和家长都要接受专家的爱眼护眼科普知识培训，掌握科学用眼的基本知识，养成良好的用眼习惯，有效控制孩子近视度数的快速增长。

儿童青少年能进行屈光手术治疗近视吗

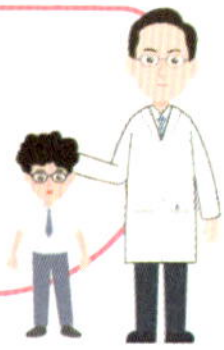

答

不建议儿童青少年进行屈光手术。因为儿童青少年的身体还在生长发育时期，随着年龄的增长、身高的增高、眼轴长度的增长，近视度数会有相应的加深，而屈光手术只是将当前的近视度数“打掉”，所以之后还有再次近视的可能。一般建议 18 岁成年后再考虑屈光手术。

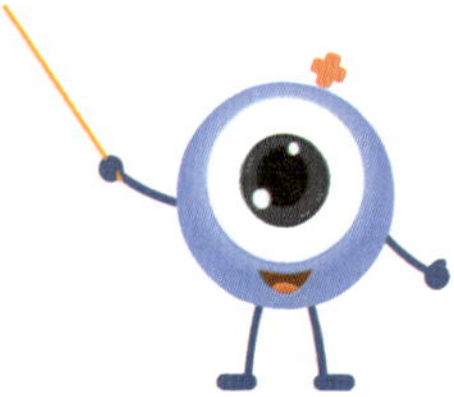

阅读、写作业速度慢是眼睛的问题吗

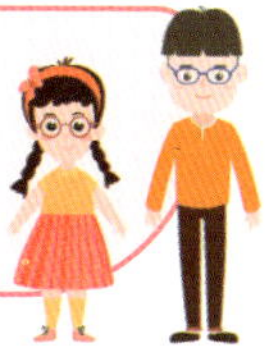

答

如果孩子在学习过程中，出现如下情况，一般是双眼的视功能出现了问题。视功能是指眼睛看得清楚、舒服的能力。双眼视觉功能存在异常时，通过视觉训练可以明显改善。

1．阅读速度慢、记不住读过的东西，写作业速度慢。

2．看书、写作业后出现头痛、困乏的现象。

3．注意力不集中，学习效率低。

4．长时间看近后看远不清楚，或看远后看近也不清楚。

5．阅读后出现眼睛疲劳、眼疼、眼酸、

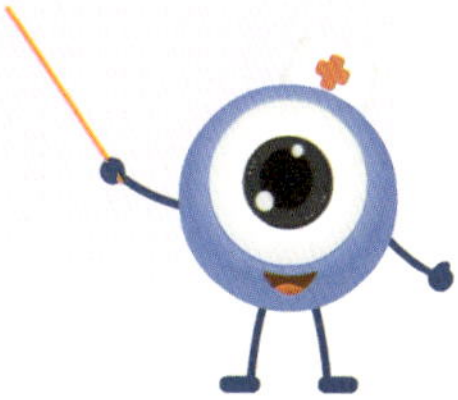

眼干、视物重影的现象。

6. 阅读时出现文字移动、跳动、在纸上浮动的现象。

7. 阅读时易串行、漏字。

阅读、写作业速度慢是眼睛的问题吗

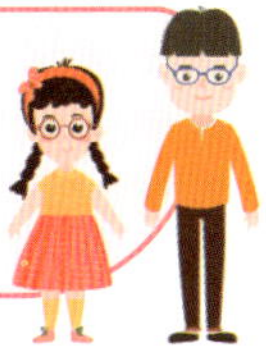

答

如果孩子在学习过程中，出现如下情况，一般是双眼的视功能出现了问题。视功能是指眼睛看得清楚、舒服的能力。双眼视觉功能存在异常时，通过视觉训练可以明显改善。

1．阅读速度慢、记不住读过的东西，写作业速度慢。

2．看书、写作业后出现头痛、困乏的现象。

3．注意力不集中，学习效率低。

4．长时间看近后看远不清楚，或看远后看近也不清楚。

5．阅读后出现眼睛疲劳、眼疼、眼酸、

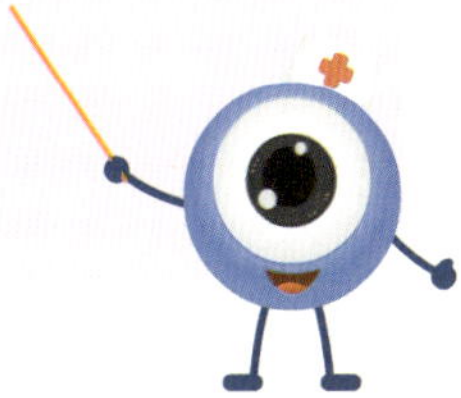

眼干、视物重影的现象。

6．阅读时出现文字移动、跳动、在纸上浮动的现象。

7．阅读时易串行、漏字。